常见慢性病的防治与护理创新研究

闫俊江　著

U0321863

汕頭大學出版社

图书在版编目（CIP）数据

常见慢性病的防治与护理创新研究 / 闫俊江著 . --
汕头：汕头大学出版社，2022.6
ISBN 978-7-5658-4708-0

Ⅰ．①常… Ⅱ．①闫… Ⅲ．①常见病－慢性病－防治
②常见病－慢性病－护理 Ⅳ．① R4 ② R473.2

中国版本图书馆 CIP 数据核字（2022）第 109931 号

常见慢性病的防治与护理创新研究
CHANGJIAN MANXINGBING DE FANGZHI YU HULI CHUANGXIN YANJIU

著　　者：闫俊江
责任编辑：陈　莹
责任技编：黄东生
封面设计：优盛文化
出版发行：汕头大学出版社
　　　　　广东省汕头市大学路 243 号汕头大学校园内　邮政编码：515063
电　　话：0754-82904613
印　　刷：三河市华晨印务有限公司
开　　本：710mm×1000 mm　1/16
印　　张：13.25
字　　数：220 千字
版　　次：2022 年 6 月第 1 版
印　　次：2022 年 6 月第 1 次印刷
定　　价：78.00 元
ISBN 978-7-5658-4708-0

　　慢性病多发且常见，常见的慢性病主要有心脑血管疾病、糖尿病、慢性呼吸系统疾病。世界卫生组织调查显示，慢性病的发病原因60%与个人的生活方式有关，同时还与遗传、医疗条件、社会条件和气候等因素有关。在生活方式中，膳食不合理、身体活动不足、烟草使用和有害使用酒精是慢性病的四大危险因素。慢性病严重威胁人类健康，已成为影响各国经济和社会发展的重大公共卫生问题。降低慢性病病死率及疾病负担是世界各国卫生部门的主要任务之一。随着慢性病预防与控制工作的开展和研究的深入，越来越多的学科知识和技能被应用于慢性病的预防和控制中。本书旨在通过对慢性病的深入研究，从而为今后的慢性病防治和护理工作提供有效的实践措施，降低慢性病的发病率，提高患者的生活质量；通过创新性的防治策略的探讨并结合现代科学技术使慢性病可以及时得到治疗，提高患者生存率和治愈率。

　　本书分九个章节，分别从呼吸系统疾病、神经系统疾病、心血管疾病、消化系统疾病、运动系统疾病、耳鼻咽喉科疾病等分类进行慢性病的防治与护理策略上的研究，重点突出了人们常说的"三高"的防治与护理，最后对常见慢性病的防治和护理工作提出具有创新性的应用策略。本书对常见慢性病的治疗手段和现代互联网技术进行结合，创新治疗方式，通过先进的检测技术搭建互联网慢性病防治平台对慢性病进行科学的诊治，为我国慢性病防治工作提供更加合理、完善、有效的辅助。

　　本书的撰写耗费了笔者很多的精力，感恩大家在撰写本书过程中给予的帮助与支持。在撰写本书的过程中，笔者参考了一些专家、学者的研究成果和著作，在此表示衷心的谢意。由于时间仓促，水平有限，书中可能仍存在不足之处，恳切地希望广大读者、专家批评指正。

闫俊江

目 录
CONTENTS

第一章 概述

第一节 慢性病的基础知识

一、何为慢性病

（一）慢性病的概念

慢性病，全称是慢性病（non-infectious chronic disease，NCD），也称为慢性非传染性疾病。不是特指某种疾病，而是对一类起病隐匿、病程长且病情迁延不愈、缺乏确切的传染性生物病因证据、病因复杂且有些尚未完全被确认的疾病的总称。该病是一类常见病、多发病，其死亡率、致残率极高，也是一类对医疗费用和社会资源消耗巨大的疾病。

（二）慢性病的分类

1. 按国际疾病系统分类法（ICD-10）标准分类

（1）精神和行为障碍：老年痴呆、抑郁障碍等。

（2）呼吸系统疾病：慢性阻塞性肺疾病（COPD）等。

（3）循环系统疾病：高血压、冠心病、脑血管病等。

（4）消化系统疾病：脂肪肝等。

（5）内分泌、营养代谢疾病：血脂异常、糖尿病等。

（6）肌肉骨骼系统和结缔组织疾病：骨关节病、骨质疏松症。

（7）恶性肿瘤：肺癌等。

2. 按影响程度分类

根据慢性病对患者产生影响的程度不同，可将慢性病分为致命性慢性病、可能威胁生命的慢性病和非致命性慢性病三种类型。

（1）致命性慢性病。

1）急发性致命性慢性病：包括急性血癌、胰腺癌、乳腺癌转移、恶性黑色素瘤、肺癌、肝癌等。

2）渐发性致命性慢性病：包括肺癌转移中枢神经系统、后天免疫不全综合征、骨髓衰竭、肌萎缩侧索硬化等。

（2）可能威胁生命的慢性病。

1）急发性可能威胁生命的慢性病：包括血友病、镰状细胞贫血、脑卒中、心肌梗死等。

2）渐发性可能威胁生命的慢性病：包括肺气肿、慢性酒精中毒、老年性痴呆、胰岛素依赖型成人糖尿病、硬皮病等。

（3）非致命性慢性病。

1）急发性非致命性慢性病：包括痛风、支气管哮喘、偏头痛、胆结石、季节性过敏等。

2）渐发性非致命性慢性病：包括帕金森病、风湿性关节炎、慢性支气管炎、骨关节炎、胃溃疡、高血压、青光眼等。

（三）慢性病的特点

1.一果多因，一因多果，一体多病

一果多因指一种慢性病可以由多种因素共同作用而导致。一因多果指同一个病因（如吸烟饮酒、静坐生活方式、不合理膳食、肥胖等）可导致多种疾病，如心脑血管疾病、恶性肿瘤、糖尿病和慢性呼吸道疾病等。一体多病指一个患者常患多种慢性病，因慢性病具有共同的危险因素，而且一种疾病往往会导致另一疾病的发生，二者相互联系。

2.发病隐匿，潜伏期长

慢性病的早期症状往往比较轻而易被忽视，在病因的长期作用下，器官损伤逐步积累，直至急性发作或者症状较为严重时才被发现。

3.病程长

大多数慢性病的病程长，甚至是终身患病。

4.可预防性

通过对环境、生活方式等可改变因素的干预能预防或减缓其发病。

5.不可治愈性

大多数慢性病的病因复杂或不明，故无法进行病因治疗，主要是对症治疗，以减轻症状，预防伤残和并发症。

6.对生活质量影响大

因病程长，不可治愈，而且同时患多种慢性病，对患者的生活质量影响比较大。

二、慢性病的错误认识分析

世界卫生组织分析指出，当前有十大错误认识影响了慢性病防控。

（1）慢性病主要危害高收入国家。

（2）中低收入国家应该先控制传染病再控制慢性病。

（3）慢性病是"富贵病"。

（4）老年人才得慢性病。

（5）慢性病主要攻击男性。

（6）慢性病防治是个人的事，而非政府的事。

（7）慢性病不可预防。

（8）中低收入国家难以承受慢性病防治费用。

（9）有慢性病危险行为也可以长寿。

（10）慢性病死亡不可避免。

居民慢性病危险因素的流行水平对未来社会和经济的健康发展构成了巨大威胁。不良的生活习惯是导致慢性病患病率高的重要原因。卫生部门通过各种渠道，在社区和居民中大力开展了"控盐""控油""禁烟""限酒""瘦腰"等一系列健康活动，改变群众中现有的不健康生活方式，提高公众的疾病防控意识，目的就是教给大家从源头预防慢性病的方法。

三、国际慢性病管理理论模型

各国为积极应对慢性病威胁，进行有效的防控，开展了较多的研究和实践。国际上慢性病管理模式可分为疾病管理和整合式管理两大类。最具代表性的理论模型有两个：慢性病照护模型（chronic care model，CCM）；创新型慢性病管理框架（innovative care for chronic conditions framework，ICCC）[①]。

CCM 提炼自美国慢性病管理实践，到目前为止，CCM 主要有两个版本，由瓦格纳（Edward H.Wagner）等在 1998 年提出的仅针对患病人群的第一版本，以及由巴尔（Victoria Barr）等于 2002 年提出的针对全人群的拓展版本。从第一版本到拓展版本，CCM 将慢性病管理上升到公共卫生层面，其效用的发挥基于患者自我管理和社区的积极环境，但更依赖于健全的医疗卫生体系、完备的医疗卫生设施、完善的医疗组织机构以及专业的医务人员。因此，CCM 模

---

① 任慧，傅华.在系统论指导下的慢性病综合管理模式[J].上海医药，2012，33（16）：3-7.

型更适合有良好医疗服务体系基础的发达国家，在发达国家应用广泛[①]。

ICCC框架由世界卫生组织于2002年在CCM模型的基础上设计开发，立足于全球的慢性病管理，面向群体范围较广，也更加灵活。ICCC框架强调循证决策、系统整合、灵活实用，并以预防为主、质量为重、关注人群，更加注重从实质性的管理理念出发动员、整合已有慢性病管理资源[②]。ICCC框架本质为一个交互模型，通过宏观政策、中观机构、微观主体三个层面的合理设计来弥补医疗资源难以达到高要求的情况：宏观层面强调积极的政策环境，通过相应的立法、领导、合作、政策整合、财务支持、人力分配等手段促进和支持医疗服务组织和社区对更好的慢性病管理实践行为再定位；中观层面强调社区和医疗服务组织的同等重要作用及对机构间整合协调的重要性；微观层面从慢性病患者扩展到社区参与者和患者家人，构成慢性病有效预防、控制和管理的坚实三角（图1-1）。

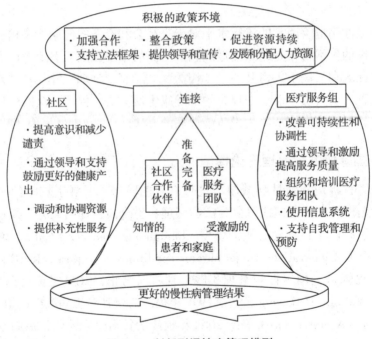

图1-1 创新型慢性病管理模型

① 刘月星，宗文红，王伟，等.基于慢性病管理模式的新型慢性病管理模式应用的SWOT分析[J].中国全科医学，2013，16（40）：4078-4080.

② 孔淑贞，蒋文慧.慢性病自我管理理论模式及其应用研究进展[J].护理研究，2013，27（6）：1537-1539.

此外，ICCC强调人群健康和健康预防，更加关注对慢性病整个阶段（包括健康促进和预防、诊断、治疗、康复、临终关怀等环节）的全方位管理。目前，ICCC框架在多个中、低收入国家及医疗卫生服务水平相对落后的国家已经得到了应用。基于CCM和ICCC这两类理论模型的实践都证明在理论模型指导下，慢性病管理工作开展和实施更加顺畅；ICCC框架受现有医疗服务体系发展程度的限制相对较小，因而相对更加灵活。

四、我国慢性病管理理论模型

随着慢性病导致的死亡人数增加和慢性病发病率的逐渐升高，慢性病管理在我国越来越受到重视，通过不断的探索，现已取得一定成效。通过对相关文献、报告和资料的分析发现，我国慢性病管理呈现四大趋势：首先，管理对象范围扩大，由仅针对患者的"个案管理"，到针对病种的"疾病管理"，再到针对全人群的"健康管理"[1]。其次，管理病种规模扩大，即由单病种防治，到对慢性病整个类型加以重视，再到向多病种综合管理发展，慢性病管理工作由"点"到"线"到"面"，呈现出立体化倾向。再次，医疗模式由"有病医病"的被动状态转变为"未病先防"的主动状态[2]。最后，管理服务水平日趋完善。慢性病受到越来越多的重视，配套政策和措施也逐渐完善，如医保逐步增强了对慢性病管理服务的激励；地方层面的试点探索起了示范作用，为全面推开慢性病管理工作提供有力的经验支持；随着我国基本公共卫生服务的展开，慢性病管理的区域性差异也逐渐减少。不过尽管多年来我国慢性病管理工作已经积累了大量成功经验，并初步形成了具有中国特色的慢性病预防控制策略和工作网络，但是慢性病防治工作仍面临着挑战。

通过知网、万方等数据库搜索获得相关文献，其中大多是对慢性病管理实践和具体案例的介绍。通过梳理发现我国目前存在的多种慢性病管理模式可归纳为三类：以个人为主体的慢性病自我管理模式，即以患者个体为干预单位，在专业人员协助下，通过对相关信息、知识、技能的学习，使患者主动参与管理自身健康状况；以社区为主导的社区慢性病健康管理模式，即立足社区，通过"社区定向"管理进行慢性病干预；以信息系统为主体的慢性病信息监测模式，即通过慢性病信息监测网络，系统性、规范性地收集相关疾病信息进行管

---

① 杨海涛，吕志国，张影，等.国内慢性病管理的研究现状 [J].中国社区医师，2014，10（30）：149-150.

② 普国全.老年人高血压"四位一体"管理的效果 [J].大家健康（学术版），2014，8（4）：100.

理。但是，我国对慢性病管理理论模型的研究不多，目前尚无研究提炼出基于我国实际的针对慢性病管理的系统性理论模型，可见，我国在慢性病管理领域还有很大的发展空间和提升空间，也为今后的慢性病管理工作提供了一个研究方向。

第二节　慢性病的护理管理工作

一、慢性病护理管理工作的特点

（一）慢性病护理与其他病种护理的区别

慢性病护理是在应对慢性病的过程中发展起来的一种针对患者疾病本身、治疗、生理和心理社会变化，做出生活方式改变的能力的一种护理模式。其目的是：①缩减住院天数，以节省花费；②避免因占用急性病病床而影响急性病患者的医疗救治；③免除家人往返医院奔波的劳累；④维持家庭的完整性；⑤满足患者的情绪需要，避免因环境不熟悉而导致心理受到创伤且可享受与家人相处的温馨；⑥预防因中断治疗或旧疾复发再次住院。

（二）护理人员的教育、培训

护理人员的教育、培训，让患者通过学习，掌握自我管理疾病的知识，掌握改变生活方式的技巧，促进和提高患者的自我管理能力，将患者培训成"内行患者"。

第一，掌握疾病的治疗管理知识：改变不良的生活方式、掌握正确的服药方法、熟悉自我监测病情的技巧。

第二，生理上适应疾病：经过一段时间的治疗调理，可以回归社会、家庭，做力所能及的工作。

第三，心理上适应疾病：能处理和应对疾病所带来的各种消极情绪，适应患病后在单位、家庭和朋友中的新角色。慢性病护理管理的最终目标不是治愈疾病（因为很多慢性疾病是无法治愈的），而是努力将慢性疾病患者的健康状况、健康功能维持在一个满意的状态，过上独立的生活，康复回归社会；同时，因为强调改变不良的生活方式，可有效减少疾病危险因素，减少用药，控制医疗保健成本，节约社会卫生资源。

（三）长期与患者进行沟通、交流互动

慢性病的护理是一个需要长期与患者进行沟通、交流互动的一项护理，它

不同于一般急性病的护理，患者住院时间长，甚至可能会由于疾病本身的原因多次住院，大部分患者由于宗教、信仰、知识等的不同，对疾病本身缺乏认识，需要一批具有专业素质的护理人员进行长期、连续性护理。

二、慢性病护理管理工作中的问题

（一）护理人员的观念转变不够

在针对慢性病患者的护理工程中很难真正做到"以患者为中心"。随着医学模式的转变、科技的进步，人民生活水平不断提高，人们对健康的需求也越来越高。而我们的大多数护理人员的观念仍然停留在被动执行医嘱上，不能主动为患者服务，不能很好地为患者解决问题。因此，要想护理工作得到社会和患者的认可，我们的护理人员不仅需要付出辛勤的努力，更需要积极转变观念。

（二）缺少专业的慢性病护理人员

从现代社会的进步及医疗技术的发展来看，对护士的要求早已不仅仅限于打针、发药等，越来越多的新技术、新业务及医疗器械的应用，以及强调"以人为本"的服务理念，要求护士掌握更全面的专业知识。越来越多的专科护士如血透专科护士、造瘘口专科护士、静脉治疗专科护士等的产生，不仅对护理人员的要求越来越高，更是对护理管理模式的新探索提供了很多有效途径。慢性病专科护士的产生能够让护理人员在慢性病患者这一特殊人群中利用自身知识、专长和技术为患者和社会人群提供护理服务；对同业人员提供专科领域的信息和建议，指导和帮助其他护理人员提高对患者的护理质量。专科护士的产生对减少医疗费用、提高医疗质量、减少疾病并发症等有巨大作用。

目前国内对慢性病专科护理人员的职业认定、考核以及工作流程等缺乏标准的管理，这给慢性病患者的护理带来很大的困难。临床中护理人员既要从事患者的日常护理，还要负责患者的健康教育等，护理人员工作压力大、事务烦琐，往往出现事倍功半的效果，甚至导致很多护理人员不能有效地调整心态，很多医院出现大批护理人员离职的现象。专科护士的产生，不仅使护理人员明确了自己的职业目标，提高了工作兴趣，同时提高了护理质量。

三、慢性病护理管理的改善策略

（一）更新护理管理的服务理念

更新观念并在医院营造一种氛围，一种为病人"服务"的氛围。为什么要强调服务呢？因为对慢性病患者的护理管理是一项细致、耐心的工作，其传达给患者的是一种精神上的支持，使患者在病痛折磨中感受到关怀和温暖。对于护理管理方式上的转变，可以先从树立良好的服务理念开始，使患者对医护人员产生信任，感受到医护人员对他的关心，建立良好的护患关系，有助于患者的康复。

（二）树立"患者至上"的理念

"患者至上"不只是医护人员简单地围着患者转，而是要达到人性化、人情化、人文化。人性化就是以人为本，不是以病为本，考虑任何问题都要以患者为中心。人情化就是护理工作要有人情味，不能只是简单的操作和公式化的宣教。人文化就是护理人员要有文化素养，护理工作要有文化内涵。

（三）注意患者的健康体检

护理人员应根据患者的不同年龄、性别，选择针对性强、特异性和敏感性高且临床意义大、费用低的检查项目，对患者进行有针对性的健康体检，并根据健康危险因素、生活环境、易患疾病的差异等特点，设计出健康检查项目和复查的周期。目的就是通过健康体检，进行疾病筛查，发现慢性病相关危险因素，进行评估、早期干预。针对所患疾病的种类、相关危险因素的多少，进行疾病危险性评估，制订相应的饮食、运动或药物治疗方案，进行生活方式指导，并通过上门或电话随访了解干预效果，进行动态健康指导，做到慢性疾病早发现、早治疗。

（四）使患者了解自身疾病

对于慢性病患者的健康教育除了心理教育以外，还应该让患者了解自己的疾病。通过慢性病患者对慢性病的认识，使其改善不良的生活方式和行为，减少疾病危险因素，降低慢性疾病的发病率和死亡率，提高生活质量。对于慢性病患者，我们期望他对自身所患的慢性病具有较高的健康文化能力。为达到这个目的，我们可以采用图文并茂的方式提高患者的理解力；使健康保健的资料适应大众的文化水平；采用易懂的非医学术语来进行医学信息的沟通；增加患者的依从性。这就需要健康管理者长期的教育工作。总之让患者了解"合理膳食、适量运动、戒烟限酒、心理平衡"都能帮助慢性病患者促进健康。

（五）正确指导患者进行自我管理

对于慢性病患者，要调动患者的积极性，使其能够自觉进行健康计划，并且教会患者自我监测，自我管理。在健康教育的基础上，慢性病患者有了一定的健康文化能力，我们就可以教会患者根据自己的病情适时、实时进行自我管理。如糖尿病患者通过健康教育已经了解了糖尿病的基础知识和治疗控制要求，以及饮食治疗的具体措施和体育锻炼的要求，会正确使用血糖仪，针对每次餐后血糖的波动情况，教育患者适当调整饮食。对于慢性心力衰竭的患者，告知其使用利尿剂及补钾药物的注意事项，就可以避免低钾的发生，从而获得更好的治疗效果。

（六）健康教育

目前我国健康教育专业机构的网络尚不健全，健康教育人员素质与能力比较低，健康教育与健康促进机构组织体系、定位、职能与职责等都不够明晰，这些都影响到健康教育与健康促进服务的效果。针对这种状况，我国正在大力加强健康教育专业机构与网络的建设、人才培养与引进工作，同时加强医疗卫生部门之间及其与外部领域的合作，整合媒体等社会资源，切实提高健康教育与健康促进工作的能力。研究表明，有近 60% 的慢性病可以依靠行为干预、改变生活行为等手段避免或推迟发病[①]。

1.定义

慢性病健康教育就是向慢性病患者传播预防疾病的知识和健康保健技能，促使他们增强防病保健意识。

2.目标

慢性病健康教育的目标是提高患者住院适应能力和自我保健能力。

3.技巧

慢性病患者的健康教育要因人而异，因病而异，根据不同的特点采取对症教育。做好这项工作的关键是提高医护人员的健康教育意识和技能，要求医护人员不仅要掌握慢性病医学知识，且要掌握心理学、伦理学和社会学等相关学科的知识。通过理论讲课、声像和图片教学等多种形式的学习，提高医护人员的专业知识和健康教育技能，从而保障患者健康教育的有效实施。在健康教育工作中，医护人员必须提高自己的教育能力和业务水平，这在实践对患者的教育中至关重要。

医护人员只有在业务理论知识方面不断加强，提高观察问题、解决问题和语言表达能力，才能及时、全面地做好患者的健康教育工作，才能准确解答患者提出的一系列问题，才能正确指导患者，使其康复。健康教育是慢性病门诊中的一项主要内容，也是控制慢性病流行的重要措施之一。要增强人们的健康意识，要求各医疗单位在内部公共场所定期出宣传板、设健康咨询；主管单位随机检查指导；另外要求各街道办事处在辖区内定期出宣传板，针对不同人群

---

① 邹建平，冯占春.湖北省仙桃市农村慢性病患者医疗保险服务需求分析[J].医学与社会，2010，23（11）：48-50.

进行卫生防病及健康知识教育。

（1）为患者解决问题的技巧：慢性病所致问题不可能一下子就完全解决，应分阶段以短期实现任务为目标，一步步解决，逐渐达到最好。找出问题（最困难和最重要的步骤）→列出解决问题的办法→选择一种方法尝试→评价结果→用另一种方法代替第一个无效的方法，继续尝试→利用其他资源如请求朋友、家人、卫生专业人员的帮助→接受现实或解决问题。

（2）与患者交流的技巧：当患有慢性病后，良好的交流变得更为重要。对患者本身而言，要让医生、护士真正了解自己；让家人、朋友理解和帮助他；需要尽可能地从别人那里获取资源，寻求帮助。因此，自我管理者需学习和掌握必要的交流技巧。另外，还必须记住一点：交流是相互的。若在表达自己的感受或请求帮助时感到不舒服，别人也会有这样的感觉。因此，每次与人交谈时，需要以理解对方、真诚相待作为交流的基础。

（3）为患者设定目标和制订行动计划的技巧：这是自我管理最为重要的技能之一，所谓目标，是在未来 3～6 个月中想要完成的事情。例如：①将血压控制在 140/90mmHg 以下。②学会打太极拳。③养成每天喝 6～8 杯水的习惯。其方法为：决定想要做的事情及拟达到的目标→分解目标，寻找可行的方法和途径→着手制订一些短期行动计划，并与自己签订合约或协议→执行行动计划→检验行动计划执行结果→必要时做些改变→给自己一些奖励。其行动计划一定要非常具体，不能泛泛而谈。要具体到做什么、做多少、什么时候做、一周做几次、完成这个计划的信心有多少。

4. 心理教育

护士应首先对患者进行心理疏导，通过交谈、沟通使患者从心理上接受慢性病，只有接受、正视自己的疾病才能进行后续的管理。由于检查出疾病，有些患者会出现紧张、恐惧等不良情绪，所以对他们给予心理健康指导，帮助他们进行心理调节以取得心理平衡是非常重要的。首先医护人员要让他们认识到慢性病并不可怕，要以开放的心态来接受它，在战略上藐视它，在战术上重视它，以良好的心态对待它，让患者了解慢性病并不是绝症，只要有良好的慢性病管理方法，通过生活方式改变和药物治疗是可以有较好生活质量的。在对患者进行心理疏导的同时也应该让患者了解慢性病的特点，告知患者治疗需要持之以恒。

四、慢性病专科护理人员（慢性病专员）的工作职责

（一）住院部慢性病专员职责

（1）工作人员上班时间为周一至周五 8：00 ～ 12：00、14：30 ～ 17：30，法定节假日除外。

（2）保持手机 24 小时通畅，如遇特殊情况，随时加班，有事需提前请假。

（3）专员负责科室医护人员健康教育培训，包括联系患者参加教育活动，组织举办慢性病患者健康教育讲座等。

（4）专员负责特殊门诊患者信息的准备及输入，并记录、整理、分类归档，保证临床工作随用随取。

（5）专员负责科室不同疾病患者住院期间（入院、出院、院外门诊电话随访）的健康教育及生活指导。

（6）负责与相关科室患者教育人员的沟通、协调及联谊活动。

（7）专员在科室主任及护士长领导下工作，所有工作须有记录并有签名。

（8）专员每日需对所有当天新入院患者进行相应的健康教育，出院前应有出院指导（住院期间跟踪随访）。危重患者每日至少巡视一次，其余患者至少2 ～ 3 天巡视一次，如遇特殊情况随时巡视，记录在护理记录单上并签名。

（9）按照要求负责统计科室住院患者及门诊患者基本信息并编码、归档等工作。

（10）负责参加社区及医院组织的各种义诊活动。

（11）负责科室慢性病管理资料栏的更新。

（二）门诊部慢性病专员职责

（1）建立出院患者信息档案：内容包括患者姓名、年龄、单位、住址、电话、疾病基本信息等。

（2）随访。

1）随访范围：所有在我科出院慢性疾病患者及在我科办理特殊门诊的患者。

2）随访要求：每天由健康教育专员到病房为即将出院的患者进行有效的沟通，让患者了解出院后医护人员随访的重要性，建立档案信息，患者出院后1 ～ 3 天，电话随访提醒患者办理特殊门诊，以后根据患者病情需要随时随访，并建立随访登记本。

3）随访方式：电话随访、书信联系、接受咨询、健康教育讲座、网络等。

4）随访内容：了解出院患者的病情恢复情况、血糖控制情况、用药情况、

生活饮食情况等，并定期做患者满意度调查，随时听取患者的意见和建议。

（3）耐心听取并解答患者提出的问题，如遇专业性强的问题建议患者找相关科室及专家进行详细了解及咨询，并告知联系方式。

（4）科室定期召开健康教育讲座，召集患者来院听取讲座，获取有关疾病的健康知识，听取患者意见和建议，以便进一步提高科室的服务质量。

第三节　我国慢性病流行现状与防治策略

一、慢性病的流行现状

2015 年到 2019 年，国家卫健委组织中国疾控中心、国家癌症中心、国家心血管病中心开展了新一轮中国居民慢性病与营养监测，覆盖全国 31 个省（区、市）近 6 亿人口，现场调查人数超过 60 万，具有国家和省级代表性，根据监测结果编写形成了《中国居民营养与慢性病状况报告（2020 年）》（以下简称《报告》）。因慢性病导致的过早死亡率水平是评价一个国家和地区慢性病预防控制水平的重要指标，世界卫生组织将发生在 30 ～ 70 岁的死亡定义为"过早死亡"。《报告》显示，2019 年我国居民因心脑血管疾病、癌症、慢性呼吸系统疾病和糖尿病等四类重大慢性病导致的过早死亡率为 16.5%。

2020 年 12 月 23 日发布的《报告》所公布的最新数据显示，2019 年我国因慢性病导致的死亡占总死亡的 88.5%，其中心脑血管病、癌症、慢性呼吸系统疾病死亡比例为 80.7%。高血压、糖尿病、高胆固醇血症、慢性阻塞性肺疾病患病率和癌症发病率与 2015 年相比有所上升，其中中国 18 岁及以上居民高血压患病率为 27.5%、糖尿病患病率为 11.9%、高胆固醇血症患病率为 8.2%，40 岁及以上居民慢性阻塞性肺疾病患病率为 13.6%。与 2015 年发布结果相比均有所上升。由此可见，我国慢性病防控工作仍面临巨大挑战。随着我国居民人均预期寿命不断增长，慢性病患者生存期的不断延长，加之人口老龄化和城镇化、工业化进程加快，以及行为危险因素流行对慢性病发病的影响，我国慢性病患者基数仍将不断扩大，同时因慢性病死亡的比例也会持续上升。

二、我国慢性病防治策略

（一）多个部门协调合作管理

多部门涉及卫生医疗、环境、烟草、住房、教育、司法、体育、规划等众多领域。强调政府统筹主导，部门之间相互协调与联动，避免出现九龙治水、漫无头绪的现象。为此国家建立了慢性病综合防控示范区，在落实政府部门职责、提供健康性支持环境方面发挥了重要作用。

（二）制订合理科学的防治方案

慢性病防治是一项系统的工作，需要制订综合的行动方案，而不是针对单一病种的孤立方案，合理的行动方案需多部门共同参与，同时具备具体细化的目标、准确的经费预算和完整的监控体系。具体目标的制定是行动方案的核心，可依据国内的相关数据并参照WHO行动计划的九大目标制定符合我国国情的目标。防控危险因素是慢性病预防的关键，让基层医疗服务人员特别是全科医生系统性参与对社区居民慢性病危险因素的评估，对慢性病高危人群进行健康教育，劝导其改正不健康的生活方式。同时在居民中普及常见慢性病的预防知识，强调对生命全过程干预，使居民了解生活方式与健康之间的关系，唤醒其健康意识，自觉克服不良生活习惯，引导其主动参与其中。

（三）实施综合干预政策

根据资料记载，慢性病的患病因素与人口年龄、生活方式以及外部环境等有关，而生活方式是关键性的因素，这些因素都可以通过实施综合干预措施来控制[①]。饮食上，制订健康的饮食计划，合理膳食，控制脂肪、糖分和盐分的摄入量，不酗酒，降低酒精中毒和酒精对身体健康的各种影响；积极开发关于食品和营养的政策和行动方案，强调慢性病的预防和控制，给人们提供正确、均衡的信息，提高人们在饮食上的健康意识。运动方面，在休闲区域或者社区设立相关的体育运动设施，创造良好的锻炼环境，鼓励人们坚持运动，增强体质，提高对抗疾病的能力，形成规律的生活方式。

（四）加大慢性病防治经费投入

慢性病防治工作是一个复杂的系统工程，其潜在的危险因素也隐藏在卫生部门以外，涉及农业、交通、贸易、教育等方面，需要各部门综合作用，并在政府的领导下密切协同作战，建立一套完善的内外协作机制，有效保障慢性病

---

① 孙玉莲.社区慢性病的预防控制策略 [J]. 中国医药指南，2011，5（16）：88-89.

防治工作正常进行①。同时，慢性病的治疗更需要充足的资金给予保障，政府应该加大对慢性病防治工作的经费投入，给予专项拨款，并在社会上倡导各界对慢性病工作的支援，想方设法从多方面筹措资金，形成以政府投入为主体，企业、个人、慈善机构等其他多渠道募集为补充的多元化筹资模式，从而保证慢性病工作开展的经费，完善慢性病防治工作的基础设施建设和健康教育，确保人们得到更好的保健服务，降低人们的医疗费用。

（五）培养专业防治人才

我国对慢性病的防治工作起步较晚，相应的专业人才非常紧缺，为了加强对慢性病的防治工作，必须加大专业人才队伍的培养力度。各相关部门应该定期开展专业培训，确保从业人员及时掌握慢性病的发展趋势、最新防治知识以及最新的预防和控制策略等；社区、乡镇服务队伍也必须经常参加学习培训，提高预防保健常识，力争给城乡居民提供集预防保健、治疗和康复于一体的全科医疗服务，全面掌控慢性病的演变趋势。

（六）加强慢性病实时监测

通过监测可以对慢性病进行量化和动态跟踪，从而为制定国家政策提供科学依据。国家应该建立健全监测和评估系统，通过监测和评估，了解由早死和残疾造成的疾病负担以及疾病危险因素，进而在生命全过程采取措施，有效预防疾病、促进健康②。

慢性病的预防和控制是一个长期而艰巨的任务，需要实施以健康教育和健康促进为主要手段的综合干预，尽量争取公共政策的支持，加大经费的投入，以卫生部门为主协调各部门共同努力，注重专业人才的培养，大力宣传防病知识，提高群众的自我保健意识，降低危险因素的暴露水平，才能达到有效预防与控制慢性病的目标。

（七）开展社区和乡村一体化卫生服务

社区和乡村一体化卫生服务是以社区、乡镇为载体，以人群健康为中心，以降低危险因素为目的，建立起社区、卫生院、卫生室医生和居民之间长期、稳定的健康服务关系，鼓励患者积极参与，支持患者的自我管理，定期对患者进行随访，充分利用每一次机会宣传健康知识，提高居民对慢性病的认识和自我保健能力。同时，通过社区、卫生院、卫生室服务可以全面及时地了解和掌

---

① 姜宏娜，姜宏伟，康莹辉，等.慢性非传染性疾病的社区预防与管理[J].中国当代医药，2011，2（26）：93-94.

② 王洪国，陈红敬，钱军程，等.我国慢性非传染性疾病流行趋势及应对策略[J].中国健康教育，2011，9（5）：66-67.

握居民的身体健康状况，及早发现患者，做到早发现、早诊断、早治疗，预防和控制并发症的发生，改善患者生存质量。

（八）重点关注老年慢性病的防治工作

慢性病具有病程长、流行率广、致残率和致死率高的特点，且多集中在老年群体，多病共存，应个体化治疗。因此，探索"多部门参与、分级医疗、医养结合、急慢分治"的全新医疗模式是理想的突破口[①]。

推广社区就近养老，如日间照料中心项目，为老年人群提供就餐、生活照料和医疗服务，跟踪监测老年共病药物不良反应及处理，可降低医疗成本，使之从生活上和身心上得到基本满足。定期开展慢性病防治宣教，促进老年人互相沟通交流，组织参加适宜老年人的社区文体活动，使老年人增强体质，提高其自我照顾的能力，提高晚年生活质量。因此，需大力发展社区养老机构，设立专项资金，对社区养老工作人员进行专业培训，如加快老年医学、管理学、护理学等专业人才培训[②]。

全力推进家庭医生责任制签约工作，全科医生走进社区，为居民提供慢性病管理与诊治，能最好地满足老年慢性病患者的需求，降低慢性病致残风险，提高生活质量。同时可为长期卧床的失能老年人提供家庭病床服务，以家庭病床服务为例，社区全科医生和护士家庭医疗服务为途径，使社会资源得到最合理的利用。

第四节　慢性病的自我管理

高血压、糖尿病、心脑血管疾病等慢性病已成为严重威胁老年群体身心健康的重大公共卫生问题[③][④]。杨青云等[⑤]研究也指出，约90%的老年人患不同程度的慢性疾病，长期高盐、高油、高糖饮食及锻炼不足、过量饮酒、吸烟、缺钙等均成为潜在危险因素。由于老年患者体质弱、遵医行为不足、长期疾病困

① 张颂奇.医养合作探路急慢分治[J].中国医院院长，2013（6）：65.

② 何志晶.依托日间照料中心服务留守老人的尝试[J].中国社会工作，2015（19）：56.

③ 陈佳佳，吴少玲.人文关怀护理实施方案表在老年慢性病患者中的应用[J].护理实践与研究，2020，17（4）：64-66.

④ 刘燕霞，崔世红，张敏，等.基于叙事医学护理在慢性老年病患者的临床应用[J].西部医学，2020，32（1）：139-143.

⑤ 杨青云，吕绍华，朱建霞，等.PDCA循环模式对老年慢性病患者的干预效果[J].中国城乡企业卫生，2020，35（1）：125-127.

扰等，对高质量康复护理需求较高[①]。

互联网时代下，医疗大数据信息平台依托先进数字化信息系统工具逐步覆盖、整合、实现高效利用医院内部资源，优化业务流程，系统化与标准化医院内部信息，以实现"零距离医疗服务"目标。通过对老年慢性病患者信息化建设及管理流程优化，为智慧型慢性病管理体系搭建可行平台，在为老年慢性病患者提供精准、全面服务方面取得较大成功。

一、提升慢性病患者自我管理水平的研究对象分析

通过实施互联网平台管理模式干预，分别选取 2019 年 3～6 月（实施前）老年慢性病患者 50 例为对照组，2019 年 7～10 月（实施后）50 例患者为观察组。

纳入条件：年龄 ≥ 55 岁，住院时间 ≥ 3 天；意识清楚，无语言交流障碍；患者及其家属自愿参与本次研究者；有一定的文化水平；经培训后能熟练运用互联网平台。

排除条件：存在凝血功能障碍；认知功能或精神异常者；住院资料不全。对照组：男 29 例，女 21 例；年龄 55～100 岁，平均 75.15 ± 10.64 岁；住院时间 4～20 天，平均 12.06 ± 3.46 天；付费方式：医保付费 31 例，自费 19 例。

观察组：男 30 例，女 20 例；年龄 55～98 岁，平均 74.98 ± 10.70 岁；住院时间 4～20 天，平均 12.17 ± 2.94 天；付费方式：医保付费 32 例，自费 18 例。两组基本资料比较差异无统计学意义（$P > 0.05$），具有可比性。

二、提升慢性病患者自我管理水平的干预方法

对照组实施常规护理，包括：心理护理、加强病房巡视、基础护理、用药指导、健康宣教、输液护理、病情观察、预防跌倒护理等。观察组在对照组基础上予以互联网平台综合管理模式干预，具体措施如下：

（一）建立数据中心，开发慢性病管理 App 和微信平台

数据中心将每科室涉及全部疾病、患者对应数据、药品信息等统一编写汇总，完善诊疗体系。例如，可开发一款专用于医院内外老年慢性病管理的 App，在 App 基础上，优化各项功能，开发同后台数据库的微信端，具体主功能示意图见图 1-2。

---

① 韩向玲 . 个体怀旧疗法对老年慢性病患者压力应对、心理弹性及孤独感的影响 [J]. 河南预防医学杂志，2020，31（2）：88-90，105.

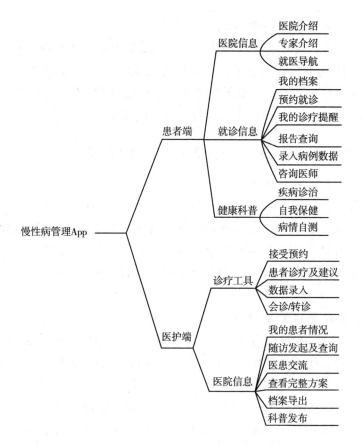

图 1-2　老年慢性病管理 App 及微信后台主功能规划图

（二）管理模式定位为"医 +E"模式

联合医生、家庭、互联网平台全方位精细化管理。具体管理路径如下：

第一，指导老年患者或其家属协助及时录入院内与随访数据/反馈数据，管理 App 系统自动评估每日病情，予以对应诊疗意见，主诊医师和责任护士同步查看评估结果，根据结果提供次日诊疗与预后护理建议。

第二，借助 App 查看患者疑惑与需求，定期发送指标检查、用药、饮食通知与注意事项等。

第三，充分发挥老年患者家庭辅助优势，使家庭成员仅需下载 App 即可加入管理圈。

第四，互联网下依托科室老年慢性病以往诊疗大数据平台与管理 App 及微信优势功能，提升精准管理。

（三）互联网平台使用培训

自老年患者入院日起，由专业护士采用通俗语言配合视频对老年患者及其家属进行互联网平台使用培训，部分视力不良患者可使用 iPad 替代手机屏幕操作，直至每位患者或其主要照护者完全掌握互联网平台操作办法。科室建立24 小时电话咨询中心，专门为患者提供使用疑难指导。

三、提升慢性病患者自我管理水平的观察指标

（一）健康教育知晓率

根据我院老年慢性病患者以往临床经验编写病情相关知识问卷，问卷形式为选择题、填空题等，问卷内容包括发病机制、临床表现症状、诊断、评估、危险因素、常见药物及非药物治疗、预防复发等，共 30 道题，根据答题结果分为知晓良好（答对 > 80%）、知晓度一般（答对 60% ~ 80%）、知晓度差（答对 < 60%）。

（二）自我管理能力评估

采用哈尔滨医科大学赵秋利等研制的健康自我管理能力测评量表（AHSMSRS）[1]，包括：自我管理行为（14 个条目）、自我管理环境（10 个条目）、自我管理认知（14 个条目）共 3 个维度 38 个条目，各条目采取 Likert 5 级评分法，1 ~ 5 分分别代表从不、偶尔、有时、经常、总是，累计评分，根据评分高低将自我管理能力分为低（38 ~ 89 分）、中（90 ~ 140 分）、高（141 ~ 190分），该量表经检验具有较好信度和效度，Cronbach's α 系数为 0.933。

四、提升慢性病患者自我管理水平的统计学处理方法

采用 SSPS17.0 统计学软件，计量资料以"均数 ± 标准差"表示，组间均数比较采用 t 检验。检验水准 $\alpha=0.05$，以 $P < 0.05$ 为差异有统计学意义。

五、提升慢性病患者自我管理水平的结果分析

干预后，观察组健康教育知晓率、自我管理能力评分均明显优于对照组，差异有统计学意义（$P < 0.05$）。见表 1-1。

---

[1]　杨柳 . 连续护理模式在老年慢性病患者护理管理中的作用 [J]. 中国医药指南，2019，17（32）：288-289.

表1-1　两组患者干预后健康教育知晓率及自我管理能力情况比较

组别	例数	健康教育知晓率（%）	自我管理能力评分（分）
对照组	50	78.90 ± 6.35	129.85 ± 21.37
观察组	50	99.08 ± 1.10	157.62 ± 23.49
t值		22.142	6.184
P值		0.000	0.000

我国老年人口约占全球老年人口总数的 20%，位居世界第 1 位，由于老年人机体各系统及脏器功能出现退行性变化、免疫功能减弱，慢性病患病率风险加重。[①] 但我国特需病房尚处于初步发展阶段[②]。研究指出，老年患者入院宣教知晓率与自我管理能力不仅影响护患良好沟通，还阻碍疾病知识学习与术后康复[③④]。同时，老年患者机体各系统功能减退、心理脆弱、遵医行为低，超过60% 老年慢性病患者入院时多感到无助与恐惧。常规护理可确保老年患者基本治疗需求，但仍存在诸多弊端，不利于住院患者康复[⑤]。经查阅整理国内外最新慢性病管理模式相关文献，高质量护理管理可优化护理人员管理思维，调动护理人员积极性，提高其工作效率与职业认同感。

本研究采取互联网平台综合管理模式干预手段，建立慢性病管理 App 和微信平台，从疾病的发生机制、临床干预方法、常见并发症、疾病预后等多个角度入手，使患者对疾病形成正确的认识。咨询医师、医患交流的设置，促使疗护更为流畅与优化。

结果显示，观察组干预后自我管理水平评分均明显优于对照组，差异有统计学意义（$P < 0.05$），证明对有一定文化水平的老年慢性病患者实施上述对

① 薛文俊，王艳红，任晶晶，等. 社区老年慢性病患者用药"知-信-行"现状与抑郁情绪的相关性研究 [J]. 中国药房，2019，30（21）：3004-3009.

② 李志敏，张会敏，高杰，等. 影响老年慢性病患者心理弹性因素的研究进展 [J]. 护理实践与研究，2019，16（21）：46-47.

③ 张琪，吴善玉. 老年慢性病患者家庭功能的研究现状 [J]. 中国老年保健医学，2019，17（5）：91-92.

④ 罗明君. 医养结合背景下老年慢性病患者的管理 [J]. 中医药管理杂志，2019，27（16）：211-213.

⑤ 曹姗姗，沙丽艳. 老年慢性病患者家庭照顾者及其照顾能力研究现状 [J]. 现代医药卫生，2019，35（16）：2480-2482.

策，可提升护理服务质量，消除患者紧张、焦虑情绪，随时为患者提供疾病相关知识。护理人员借助该平台对患者进行疾病相关知识宣教，患者可随时查阅、反馈，增进护患信任，利于疾病管理，提升护理人员职业幸福感与自我成就感[①]。

另外，良好的自我管理水平利于延缓并发症发生，改善疾病指标，提高日常生活质量[②]。慢性病治疗是药物、饮食、运动的综合性、长时间治疗过程，通过科普发布窗口，帮助规范服药、进食与规律性运动。微信作为现代通信工具，除语音功能外，还具有实时视频交流功能，增加了面对面交流机会；其次可对病情预警、自动提醒、诊疗数据自动化统计分析，并为患者家庭提供多途径疾病科普，提升患者自我管理能力。查询病历数据、报告时提醒患者加强自我约束，改正不良生活习惯，有利于促进身体康复。

总之，本研究得出互联网平台综合管理模式手段应用于老年慢性病患者，方便、实用，可提升患者对疾病认知程度，从而进一步提高患者的自我管理水平。

---

① 娄孟明.老年慢性病患者心理弹性的保护性因素研究[D].唐山：华北理工大学，2019.
② 何利波.跌倒风险分级护理在老年慢性病住院患者中的应用[J].护理实践与研究，2019，16（1）：130-132.

第二章 "三高"的防治与护理

第一节 "三高"的基础知识

一、"三高"概述

三高是高血压、高血脂、高血糖的总称。研究表明这三种临床疾病的聚集并非偶然。1988 年美国著名内分泌专家雷文（Reaven）将高血糖中的胰岛素抵抗、高胰岛素血症、糖耐量异常，高血脂中的高三酰甘油血症和高血压统称为"X 综合征"，即医学界一般说的代谢综合征。

高血压系指循环系统内血压高于正常，通常指体循环动脉血压升高，是一种常见的临床综合征。因发病前患者多无不适症状，可一旦发作会严重损伤健康甚至生命，故称其为"隐形的杀手"。

高血糖是机体血液中葡萄糖含量高于正常值，是机体内一个独立存在的病理改变，病变部位在血液，病变性质是血糖代谢紊乱。高血糖的临床表现，可以有显性的症状，如口干渴、饮水多、尿多、消瘦；可以是隐性的症状，无明显主观不适。

高血脂是指血中胆固醇或三酰甘油过高或高密度脂蛋白胆固醇过低，现代医学称之为血脂异常。它是导致动脉粥样硬化的主要因素，是心脑血管病发生发展的危险因素。它发病隐匿，大多没有临床症状。

二、高血压的基础知识

（一）高血压的诊断标准

高血压是心血管内科的一种常见疾病，该疾病的多发人群为中老年人、肥胖者以及长期饮酒者等，该疾病的常见临床症状为头昏、头痛、疲劳以及心悸等。对于该疾病的治疗很重要，而对患者的健康教育也十分重要，对该疾病的预防与控制是治疗的关键。血压是心脏跳动血液冲击血管壁产生的压力，分为收缩压和舒张压，正常人的收缩压是 90 ～ 140mmHg，舒张压是 60 ～ 90mmHg，收缩压 140mmHg、舒张压 90mmHg 为临界高血压。血压 ≥ 140/90mmHg 即为高血压。

（二）高血压的病因分析

1. 遗传因素

遗传因素即具有家族遗传病史。如父母、祖父母及其他家庭成员有高血压病史，其后代得高血压的概率比较高。

2. 客观因素

（1）年龄与性别。高血压的发病率随年龄增加而升高。在 35 岁以前男性患病率略高于女性，35 岁以后则女性高于男性，这可能与女性的妊娠、更年期内分泌变化有关。

（2）劳动性质。劳动性质不同的职业人员，高血压的发病率有很大差别。脑力劳动为主者发病率会比体力劳动者发病率高，而从事神经紧张度高的工作的职业人群如司机、售票员，其高血压患病率会更高一点。

（3）肥胖或超重。研究表明，肥胖者患高血压的机会比正常人高 2 ～ 4 倍，减轻体重血压往往会随着下降。若体重超过标准体重 15%，应考虑减肥。

（4）妊娠高血压史。女性高血压患者常有妊娠高血压史。

（5）饮食、嗜好。饮食性质与高血压的发病有一定关系。如进食肉类食品较多的人，其发病率较高。

（6）食钠盐过多。食盐量过多易引起高血压，国内外有较多报道。研究人员发现，北极的因纽特人与太平洋一些岛上的土著居民，很少吃盐，几乎找不到高血压患者。我国凉山彝族食盐量也较少，高血压患病率是全国最低的；而西藏拉萨的藏族因有饮盐茶的生活习惯，高血压患病率在全国最高。我国北方居民食盐量多于南方，因此高血压患病率也显著高于南方。

（三）高血压的流行与危害

高血压是最常见的慢性病之一。高血压是心脏病、脑卒中、肾脏病发病和死亡的最重要的危险因素，我国 71% 的脑卒中死亡和 54% 心肌梗死死亡与高血压有关。因心脑血管病导致的死亡占国民总死亡的 41% 左右。

三、高血糖的基础知识

（一）何为高血糖

血糖高型糖尿病，它既属于高血糖病，又属于糖尿病。血糖高型糖尿病患者的尿糖不正常，血糖也不会正常，两者是正相关的。当空腹（8 小时内无

糖及任何含糖食物摄入）血糖高于正常范围，称为高血糖。空腹血糖正常值
4.0～6.1mmol/L；餐后两小时血糖高于正常范围7.8mmol/L，也可以称为高血糖。高血糖不是一种疾病的诊断，只是一种血糖监测结果的判定，血糖监测是一时性的结果，高血糖不完全等于糖尿病。

（二）高血糖的产生原因

第一，偶然的高血糖。血糖检查前如果食用大量的甜食，当然会出现血糖高的结果。所以检查出是高血糖，不要过于担心，间隔一段时间后，再次检查看看血糖结果。

第二，不良生活习惯和环境。现在的年轻人大部分都很喜欢肯德基一类的快餐，不喜欢蔬菜和水果，长久的饮食习惯可能导致血糖偏高。空气负离子是存在于空气中的自然因子，能有效降低血糖，但环境的污染，导致空气中负氧离子含量剧减，人体摄取的负氧离子不足，这也是导致高血糖的一个重要原因。

第三，其他疾病引起的高血糖。冠心病等与高血糖有着紧密的联系。所以一旦确诊是高血糖，应该尽量查清楚是什么原因引起的高血糖，这样才能对症治疗，才能做好预防和治疗高血糖的工作。

第四，在排除了以上引起高血糖的诱因之后，那么高血糖就极有可能是糖尿病的早期症状。目前糖尿病患病人群已经越来越年轻，甚至出现儿童糖尿病。所以，糖尿病患者一定要知道的是，高血糖要及早治疗。

第五，遗传等原因也可以导致高血糖。

（三）高血糖病的症状

血糖升高，尿糖增多，可引发渗透性利尿，从而引起多尿的症状；血糖升高、大量水分丢失，血浆渗透压也会相应升高，高血渗可刺激下丘脑的口渴中枢，从而引起口渴、多饮的症状；由于胰岛素相对或绝对的缺乏，导致体内葡萄糖不能被利用，蛋白质和脂肪消耗增多，从而引起乏力、体重减轻；为了补偿损失的糖分，维持机体活动，需要多进食。这就形成了典型的"三多一少"症状，即为多饮、多食、多尿和体重减轻。糖尿病患者的多饮、多尿症状与病情的严重程度呈正比。另外，值得注意的是，患者吃得越多，血糖就越高，尿中失糖也越多，饥饿感也就越厉害，最终导致了恶性循环。因此，在这种情况下，以少吃为好，但每日主食不能少于150g。但如果糖尿病未缓解，患者的食欲突然降低，此时应注意是否合并感染、酮症及其他并发症。

"三多一少"是糖尿病最常见的临床表现。然而，我们发现目前临床上有相当一部分糖尿病患者，因为没有典型的"三多一少"症状而延误了病情。

有些2型糖尿病患者没有明显的"三多一少"症状，这是由于患者的肾糖阈增高所致。正常情况下葡萄糖在肾脏内全部被重吸收，尿中无糖排出；若血糖轻度升高，肾小管的重吸收值会相应增加；但当血糖升高到一定水平，超出了肾小管的最大重吸收范围，则部分葡萄糖将从尿中排出，从而形成糖尿。这个血糖临界值即为肾糖阈，正常值为 8.8 ～ 9.9mmol/L。肾脏病及其他一些泌尿系统疾病都会对其产生不同程度的影响，而且多数老年患者的肾糖阈也会相应增高。肾糖阈增高后，患者即使血糖很高也不会有糖尿。没有糖尿，就不会引发渗透性利尿，因此可没有多尿症状；没有丢失大量水分，血浆渗透压就变化较轻，对下丘脑中枢的刺激也相应较轻，因此可没有口渴、多饮症状；没有糖尿，就不会损失大量糖分，因此可没有明显的饥饿感，多食症状减轻；没有糖尿，机体的营养成分丢失减少，因此体重减轻的程度也可相应减轻。由此，这些糖尿病患者可以最终不出现"三多一少"的症状。

（四）高血糖的危害

短时间、一次性的高血糖对人体无严重损害。比如在应激状态下或情绪激动、高度紧张时，可出现短暂的高血糖；一次进食大量的糖类，也可出现短暂高血糖；随后，血糖水平逐渐恢复正常。然而长期的高血糖会使全身各个组织器官发生病变，导致急慢性并发症的发生。如胰腺功能衰竭、失水、电解质紊乱、营养缺乏、抵抗力下降、肾功能受损、神经病变、眼底病变等。

四、高脂血症的基础知识

（一）何为高脂血症

高脂血症是指血脂水平过高，可直接引起一些严重危害人体健康的疾病，如动脉粥样硬化、冠心病、胰腺炎等。

（二）高脂血症的发病原因

高脂血症可分为原发性和继发性两类。原发性与先天性和遗传有关，是由于单基因缺陷或多基因缺陷，使参与脂蛋白转运和代谢的受体、酶或载脂蛋白异常所致，或由于环境因素（饮食、营养、药物）和通过未知的机制而致。继发性多发生于代谢性紊乱疾病（糖尿病、高血压、黏液性水肿、甲状腺功能低下、肥胖、肝肾疾病、肾上腺皮质功能亢进），或与其他因素如年龄、性别、季节、饮酒、吸烟、饮食、体力活动、精神紧张、情绪活动等有关。

（三）高脂血症的临床表现

高脂血症的临床表现主要是脂质在真皮内沉积所引起的黄色瘤和脂质在血管内皮沉积所引起的动脉硬化。尽管高脂血症可引起黄色瘤，但其发生率并不很高；而动脉粥样硬化的发生和发展又是一种缓慢渐进的过程。因此在通常情况下，多数患者并无明显症状和异常体征。不少人是由于其他原因进行血液生化检验时才发现有血浆脂蛋白水平升高。

（四）高脂血症的危害

首先，高脂血症是心血管疾病的罪魁祸首。之所以这样说是因为该病比较容易诱发心脑血管疾病，并发脑梗死、冠心病、心力衰竭等，对人体的健康有严重危害。因此，如果患有心脑血管疾病，应考虑是不是也同时存在血脂高的问题了。

其次，高脂血症会诱发高血压。有关资料表示，在众多高血压患者中，有相当大一部分患者都会同时伴有高血脂症状。因为当人体血脂过高会影响脂肪代谢异常，而当血脂大量沉积于血管壁的时候，血管就会出现堵塞，血液无法正常循环，从而引发高血压问题。

再次，高脂血症诱发脂肪肝。由于血脂过高，导致代谢功能紊乱；当大量脂肪堆积的时候，就会加重肝脏代谢负荷，甚至直接堆积于肝脏内，形成脂肪肝。

总之，高脂血症是一种对身体健康危害性很大的疾病。当我们经常出现不明原因的头晕、胸闷气短、恶心、肢体麻木等症状表现的时候，就要警惕是否已经患上该病了。因为该病会诱发心脑血管疾病、高血压，以及脂肪肝等疾病，所以一旦发现患病，一定要及时治疗。

五、"三高"相互关系

（一）高血脂与高血压的互相影响

高血脂是高血压中常并发的一种疾病，高血脂可造成血管内皮损伤，血脂沉积到血管壁速度加快，斑块形成，血管硬度增加，血压升高。高血压也可能会造成高血脂。因为血脂高以后，血液就比较黏稠，黏稠后就会堵塞血管，虽然堵塞了，但血液还要流通，血管负担过重，就加强了血压，所以造成了高血压的产生。二者之间，并不是某一个疾病直接导致另外一种疾病，而是通过间接方式或者间接因素相互影响，从而形成恶性循环。同时患有高血脂和高血压，高脂血症还能使抗高血压药的敏感性降低，所以治疗高血压、高血脂不仅仅要单方面治疗，还应协调进行。

（二）高血脂与高血糖的互相影响

很多糖尿病患者都伴有高脂血症，并认为高血脂是糖尿病的并发症。有过半的糖尿病患者有脂代谢紊乱问题。糖尿病引发血脂增高主要是胰岛素不足时，体内脂肪酶活性就会减低，因此血脂容易增高。另一方面糖尿病同时还伴有蛋白质和水、脂肪、电解质的紊乱。再一方面如果糖尿病患者运动少，却吃得过多，就会使体内脂类合成增多，导致血脂增高。

（三）高血压与糖尿病的互相影响

尤其是肥胖型高血压患者常伴有糖尿病，相反亦是如此，所以很多专家学者将两者称为同源性疾病。主要原因是：它们可能存有共同的遗传基因；糖尿病易引起肾脏损害，从而使血压升高。此外，糖尿病患者由于血糖增高，间接引起高血压。

第二节　高血压的防治与护理

一、高血压的预防

第一，坚持运动。经常性的身体活动可预防和控制高血压，如快步走、练太极拳、游泳、做家务、进行园艺劳动等。第二，限制食盐摄入。高盐饮食显著增加高血压患病风险。成人每天食盐摄入量应 ≤ 6g。第三，多吃蔬菜和水果。第四，少吃快餐，尽量在家中就餐，可利于控制脂肪、盐和糖的摄入量。第五，限制饮酒。倡导成年人理性饮酒。第六，戒烟。吸烟有害健康，吸烟者应尽早戒烟。第七，定期测量血压：①正常成年人，建议至少每2年测量1次血压。②医疗机构对35岁以上的首诊患者应测量血压。③高血压易患人群 [如血压（130 ～ 139）/（85 ～ 89）mmHg、肥胖等]，建议每半年测量1次血压。④积极提倡高血压患者在家庭自测血压，血压达标且稳定者，每周自测血压1次；血压未达标或不稳定者，则增加自测血压的次数。⑤推荐使用国际标准认证合格的上臂式全自动电子血压计。

二、高血压的发病机制及治疗

（一）从中医角度谈高血压的发病机制

中医学并无高血压的概念，一般将其归属于中医"眩晕""头痛""肝阳""肝风"病症范畴，其对高血压的病因、病机的认识总体为阴阳失调、痰瘀互结[①]。现代医学研究发现，高血压是由多基因遗传、环境及多种危险因

---

① 邓旭光.高血压病中西医结合临床诊治的思路与方法 [J].中医杂志，2000，41（2）：113-115.

素相互作用所致[1]，可分为原发性高血压和继发性高血压，前者占高血压的 90%～95%。目前认为与血管活性物质、炎性细胞因子、神经递质、遗传等有关，近年来有研究发现一氧化氮的生物可用性降低是导致高血压的关键机制。有学者提出[2]，感觉神经能释放的降钙素基因相关肽（CGRP）与内皮素之间的动态平衡被破坏，可能是血压升高的原因之一。此外，血浆同型半胱氨酸氧化可使膜蛋白损伤、内皮损伤及内皮细胞生长抑制，还能阻碍内皮细胞产生 NO，促使动脉硬化；胰岛素抵抗，也可能引起高血压。

（二）高血压的治疗

（1）大多数患者需要长期和规律服用降压药。

（2）降压治疗的血压目标：普通高血压患者血压降至 140/90mmHg 以下，合并糖尿病或慢性肾脏疾病的患者应降到 < 130/80mmHg；80 岁以上患者降至 150/90mmHg 以下；冠心病患者的舒张压低至 60mmHg 者应谨慎降压。

（3）大部分高血压属于原发性高血压，一般不能根治，需要长期服药治疗。不要盲目相信小广告或伪科学宣传，不能用保健品、保健理疗或食疗替代降压药治疗。

（4）大多数高血压是可以控制的，控制不佳者应及时就医。

三、高血压健康教育管理

高血压是终身性疾病，需要长期规范治疗及随访管理。国家已经将高血压患者健康管理纳入基本公共卫生服务项目，高血压患者要主动积极地配合管理，参与管理，降低心脑血管病事件发生风险。对该疾病的治疗很重要，而对患者的健康教育也十分重要，对该疾病的预防与控制是治疗的关键。研究与分析高血压健康教育在社区慢性病防治中的应用效果，最终证明高血压健康教育在社区慢性病防治中的应用效果显著，值得进一步推广与使用。

（一）高血压健康教育管理研究的主要策略

1. 研究方法

采取随机的原则：选取高血压患者 46 例，之后采取等量随机的原则将患者分为两组，即常规护理组（23 例）与健康教育组（23 例）。在常规护理组患者中，有男性 16 例、有女性 7 例，年龄最高为 72 岁、最低为 47 岁，平均年龄为（63.21 ± 3.21）岁；在健康教育组患者中，有男性 15 例、有女性 8 例，

① 王吉耀.内科学（上册）[M].北京：人民卫生出版社，2005.

② 王舒，杨华，石学敏.国外原发性高血压的发病机制及诊治研究新进展[J].中西医结合心脑血管病杂志，2010，8（3）：342-344.

年龄最高为 71 岁、最低为 45 岁，平均年龄为（64.03 ± 3.34）岁。患者的资料具有统计学意义（$P > 0.05$）。

2. 护理方法

常规护理组：常规护理组患者采取常规的护理方法，主要是对患者进行用药指导以及其他常规性的护理。健康教育组：健康教育组患者采取健康教育的方法每个月进行健康教育一次。具体的健康教育方法如下：

（1）健康宣教：对患者进行健康宣教，可以采取多种形式的健康教育方法，主要包括视频、宣传栏以及健康讲座，注意健康宣教的内容要由高血压护理与预防方面的专家进行研究与分析。

（2）健康行为：由专业的护理人员对患者进行饮食控制以及运动控制，饮食要注意避免高盐、高糖、油腻以及油炸的食物，而运动尽量选择有氧运动，如太极拳、太极扇及慢跑等。

（3）科学用药：对患者进行用药指导。护理人员要根据患者的病情采取针对性的药物指导护理，注意药物的剂量，尽量选择具有长期疗效的药物，如果患者的病情较为严重，可以采取联合用药治疗。

3. 评判标准

主要观察两组患者的高血压知识掌握程度及降压的情况，其中高血压知识掌握程度的评判主要采取自制的测试，测试的主要内容包含高血压的预防、治疗以及控制等知识，测试一共包含 20 道题，每道题 5 分，满分 100 分，得分越高，患者的掌握程度越高，分为优秀（> 90 分）、良好（75 ～ 90 分）、一般（60 ～ 74 分）及较差（< 60 分）等。而降压的情况则分为三个等级，即显效、有效及无效。具体的分级情况如下：①显效：患者经过治疗后，收缩压下降超过 20mmHg，或者舒张压下降超过 10mmHg；②有效：患者经过治疗后，收缩压下降 10 ～ 19mmHg，或者舒张压下降至正常；③无效：患者经过治疗后，收缩压和舒张压均未出现明显下降。

4. 数据统计处理

将患者的数据采取统计学软件 SPSS 21.0 进行统计学科学处理。

（二）高血压健康教育管理的研究结果分析

1. 两组患者的高血压知识掌握程度

健康教育组患者的高血压知识掌握程度显著优于常规护理组，具有统计学意义（$P < 0.05$）。具体情况见表 2-1。

表2-1 两组患者的高血压知识掌握程度[n（%）]

组别	n	优秀	良好	一般	较差	知晓率
健康教育组	23	15	5	1	2	21（91.3%）
常规护理组	23	3	5	5	10	13（56.5%）

注：具有统计学意义，$P < 0.05$。

2.两组患者的降压情况

健康教育组患者的降压情况显著优于常规护理组，具有统计学意义（$P < 0.05$）。具体情况见表2-2。

表2-2 两组患者的降压情况[n（%）]

组别	n	显效	有效	无效	总有效率
健康教育组	23	14	6	3	20（87%）
常规护理组	23	9	7	7	16（69.6%）

注：具有统计学意义，$P < 0.05$。

3.总结

高血压是一种长期的慢性疾病，需要进行长期的药物控制，此外还需要采取饮食控制以及运动控制等，这些都有利于患者高血压的防治。如果对患者进行健康教育，让其了解到自身疾病的相关知识，便可以有效地达到防治疾病的目的[①]。就高血压健康教育在社区慢性病防治中的应用效果研究，结果显示健康教育组患者的高血压知识掌握程度以及降压的情况显著优于常规护理组，具有统计学意义（$P < 0.05$）。故高血压健康教育在社区慢性病防治中的应用效果显著，值得进一步推广与使用。

四、刮痧疗法治疗高血压的创新研究

（一）中医学对刮痧疗法治疗高血压的机理的认识

中医的整体观认为，人体是一个有机整体，当机体的某个部位发生变化或者刺激某个部位时，会引起相应的全身反应。《灵枢·官能》篇认为皮肤与经络密切相连，刮拭刺激皮部能通过经络传至相应的脏腑，对脏腑功能起到双向调节作用[②]。中医认为刮痧可起到通畅瘀血、改善气血循环的作用。

---

① 顾文娟.高血压健康教育在社区慢性病防治中的应用[J].养生保健指南，2017（30）：80.
② 同上。

（二）现代医学对刮痧疗法治疗高血压的作用机制研究

目前有关刮痧疗法治疗高血压的作用机制的研究比较少，有研究发现刮痧可直接刺激末梢神经，能调节神经和内分泌系统，可增强细胞的免疫功能，亦能产生大量血清而增加抗体。研究显示：刮痧能使血红素加氧酶–1升高，继而提高机体抗氧化水平而发挥细胞保护作用。刮痧可使血管扩张渐至毛细血管破裂，血液外溢，产生自体溶血作用[①]，形成一种新的刺激素，加强局部的新陈代谢，达到消炎的效果。此外，刮痧能降低血浆黏度、血细胞比容、血沉等指标[②]。刮痧作为一种诱导因素能够对白细胞产生一种良性的刺激，可降低白细胞的炎性反应[③④⑤]。刘荣花等[⑥]研究表明经络刮痧可提高肝脏抗氧化酶的活性，减少体内自由基，从而促进肝糖原的合成，增强活力。另有研究发现[⑦]，刮痧疗法能改善毛细血管的通透性，使小血管扩张以及平滑肌收缩，显著改善血流灌注量、提高刮区温度，改善局部组织周围血液循环。

（三）刮痧疗法治疗高血压的临床研究

1. 辨证刮痧治疗

辨证论治是中医认识疾病和治疗疾病的基本原则，准确的辨证在高血压的刮痧治疗中有重要意义。沈爱玲、张敏等[⑧⑨]的研究将60例肝阳上亢型轻度高血压患者，随机分为观察组和对照组各30例，观察组在对照组的基础上行刮痧治疗，以督脉及足太阳膀胱经为主，配以其他腧穴连续干预5周，每周2

① 王敬.一刮灵[M].北京：北京科学技术出版社，2012.

② 戎志，张红芹，王丽新.刮痧对痰湿质者血液流变性影响的临床研究[J].健康必读（下旬刊），2013（3）：354.

③ 王珂，蒋燕，张秋菊.刮痧前后大鼠胆红素、SOD、IL-1、IL-6、白细胞的变化[J].北京中医药大学学报，2009，32（9）：618-620.

④ 崔向清.刮痧疗法对大鼠及人体抗氧化及免疫功能影响的初步研究[D].北京：中国中医科学院，2009.

⑤ 曾上劼.经络刮痧前后白细胞变化分析[J].黑龙江中医药，2003，32（1）：41-42，54.

⑥ 刘荣花，马亚妮，熊正英.经络刮痧对耐力训练大鼠肝组织抗氧化能力及运动能力的影响[J].陕西师范大学学报（自然科学版），2010，38（5）：105-108.

⑦ 田宇瑛，王莹莹，罗明富，等.刮痧对家兔皮肤血流灌注量及组织形态学影响比较研究[J].中医外治杂志，2009，18（6）：8-9.

⑧ 沈爱玲.通络刮痧法预防肝郁血瘀证大鼠乳腺增生对血黏度及血管生成影响研究[D].贵阳：贵阳医学院，2015.

⑨ 张敏，张雪芳，王丽，等.刮痧疗法对初诊肝阳上亢型高血压病患者24h动态血压影响的应用研究[J].护士进修杂志，2016，31（3）：195-198.

次。干预5周后,观察组收缩压下降明显,差异有统计学意义($P < 0.05$),证候改善有效率82.8%,高于对照组6.67%。张小芳等[1]将89例阴虚阳亢型1级高血压患者随机分为治疗组(45例)、对照组(44例)。对照组进行健康指导,治疗组在此基础上配合既定的辨证刮痧方案治疗,干预16周。干预后治疗组患者血压下降,差异有统计学意义($P < 0.05$)。刘海华等[2]对原发性高血压患者89例进行辨证刮痧,辨证分型:肝火亢盛型27例,阴虚阳亢型27例,痰湿壅盛型20例,阴阳两虚型15例。刮痧手法:对于肝火亢盛、痰湿壅盛实证患者,采用重刺激泻法;对于阴虚阳亢、阴阳两虚虚证患者,采用轻刺激补法。刘海华等[3]还在维持原药物治疗的基础上对34例原发性高血压患者进行刮痧治疗,以治疗前血压为对照,治疗后各时段血压与治疗前比较具有显著性差异($P < 0.01$)。

2.刮痧疗法联合降压药物治疗

高血压有不同的分级,单纯地使用刮痧疗法降压应用并不广泛,更多的是在降压药物治疗基础上联合刮痧疗法。徐云[4]将68例单纯高血压伴头晕患者随机分成对照组、观察组各34例,对照组执行医嘱用药,观察组在此基础上于入院第2天起予以颈肩部刮痧。熊咏萍等[5]用刮痧治疗50例高血压患者,治疗前维持原降压药,选穴:百会、天柱、曲池、内关、风池、肩井、风市、人迎、足三里,治疗后总有效率为94%。曾晓彬等[6]将80例高血压患者随机分成对照组40例、观察组40例,所有患者均常规服用西药治疗。观察组给予人迎穴刮痧治疗,血压控制治疗后血压控制率为95%,显著高于对照组(80%)。胡卓铭等[7]将70例高血压患者随机分成治疗组36例与对照组34例,对照组予

① 张小芳,莫辛欣,潘晓彦.辨证刮痧对老年阴虚阳亢型高血压患者血压及中医证候影响的研究[J].中医药导报,2017,23(10):83-85.

② 刘海华,刘朝,王莹莹,等.刮痧对原发性高血压降压作用的时效规律研究[J].中国针灸,2015,35(7):711-714.

③ 刘海华,王莹莹,吴远,等.刮痧治疗原发性高血压34例临床观察[J].世界针灸杂志(英文版),2014,24(4):54-58.

④ 徐云.刮痧疗法在高血压头晕症状中的应用体会[J].医学理论与实践,2015,28(24):3431-3432.

⑤ 熊咏萍,欧阳敏余.刮痧治疗高血压病50例[J].江西中医药,2008,39(5):60.

⑥ 曾晓彬,胡卓铭,李启杰,等.人迎穴结合全息经络刮痧疗法对高血压的观察与护理[J].中医临床研究,2017,9(9):44-45.

⑦ 胡卓铭,李启杰,曾晓彬,等.人迎穴加全息经络刮痧对高血压的降压作用及对超敏C反应蛋白的影响研究[J].中医临床研究,2017,9(14):53-55.

口服培哚普利片4mg，治疗组在此基础上行人迎穴加全息经络刮痧疗法治疗。治疗后治疗组总有效率高于对照组，有显著性差异（ $P < 0.05$ ）。杨强玲等[①]观察高血压患者120例，随机分为对照组和治疗组。治疗组在对照组常规服药的基础上采用宋氏双板刮痧治疗。治疗后治疗组总有效率88.3%，对照组总有效率76.7%，有显著性差异（ $P < 0.01$ ）。

3. 刮痧疗法联合其他疗法治疗

近年来，刮痧配合放痧、砭石刮痧联合清肠排毒、刮痧配合芳香类药枕在降压上取得了较好的疗效。季蓉等[②]将轻度高血压患者30例选为观察组，同时选取30个健康志愿者作为对照组，观察组行刮痧配合放痧治疗。结果显示，治疗后观察组患者三遍刮痧及放痧后的血压较刮痧前均有明显降低（ $P < 0.05$ ）。沈桂琴等[③]将100例体检人群中血压正常高值且体质辨识为痰湿质者随机分为对照组和观察组各50例，观察组在对照组健康教育的基础上辅以薰衣草精油定期刮痧，同时每日睡卧芳香类药枕。干预后观察组收缩压、舒张压、三酰甘油、胆固醇均有所降低，差异有统计学意义（ $P < 0.05$ ）。

第三节　高脂血症的防治与护理

一、高脂血症的诊断

对于高脂血症，目前国际和国内尚无统一的诊断标准。既往认为血浆总胆固醇浓度 > 5.17mmol/L（200mg/dL）可定为高胆固醇血症，血浆三酰甘油浓度 > 2.3mmol/L（200mg/dL）为高三酰甘油血症。各地由于所测人群不同以及所采用的测试方法的差异等因素，所制定的高脂血症诊断标准不一。但为了防治动脉粥样硬化和冠心病，合适的血浆胆固醇水平应该根据患者未来发生心脑血管疾病的风险来决定，发生风险越高，合适的血浆胆固醇水平应该越低。

新的标准建议在低密度脂蛋白胆固醇（LDL-C）浓度 > 130mg/dL 时开始

① 杨强玲，宋蔚，唐占，等.英宋氏双板刮痧治疗高血压临床观察[J].辽宁中医药大学学报，2015, 17（4）：118-120.

② 季蓉，孙田雨，孙洁，等.刮痧配合放痧治疗轻度高血压临床观察[J].中国针灸，2015, 35（3）：275-278.

③ 沈桂琴，刘巧凤，张阿宏，等.芳香疗法联合刮痧在血压正常高值痰湿质人群中的应用研究[J].护理实践与研究，2013, 10（19）：4-6.

药物治疗，以低密度脂蛋白胆固醇（LDL-C）浓度 < 100mg/dL 为治疗目标。如果未来发生心脑血管疾病的风险很高，应该更早地开始药物治疗和采取更严格的治疗目标。

二、相关检查

（一）测定血脂谱全套

测定空腹总胆固醇（TC）、三酰甘油（TG）、低密度脂蛋白胆固醇（LDL-C）、高密度脂蛋白胆固醇（HDL-C）的各项指标是否在标准范围内。

（二）判断血浆中有无乳糜微粒存在

可采用简易的方法，即把血浆放置4℃冰箱中过夜，然后观察血浆是否有"奶油样"的顶层。

（三）血浆低密度脂蛋白（LDL-C）浓度

1～2周内血浆胆固醇水平可有 ±10% 的变异，实验室的变异容许在3%以内。

（四）有关脂代谢的特殊检查

（1）载脂蛋白测定。测定血浆 ApoB 和 ApoA Ⅰ 水平对于预测冠心病的危险性具有重要意义。

（2）体内脂蛋白代谢测试。此外，还可进行基因 DNA 突变分析、脂蛋白 - 受体相互作用以及脂蛋白脂酶和肝脂酶、胆固醇脂化酶与合成酶等方面的测定。

（五）其他检查

血糖、血尿酸、甲状腺功能等检查。家族性混合型高脂血症和家族性高三酰甘油血症存在胰岛素抵抗，其血浆胰岛素水平升高，临床上可表现为糖耐量异常；Ⅲ型高脂蛋白血症常合并有糖尿病；家族性混合型高脂血症可伴有高尿酸血症；Ⅲ型高脂蛋白血症患者可伴有甲状腺功能减低。

三、高脂血症的预防

（一）控制理想体重

许多流行病学资料显示，肥胖人群的平均血浆胆固醇和三酰甘油水平显著高于同龄的非肥胖者。除了体重指数（BMI）与血脂水平呈明显正相关外，身体脂肪的分布也与血浆脂蛋白水平关系密切。一般来说，中心型肥胖者更容易发生高脂血症。肥胖者的体重减轻后，血脂紊乱亦可恢复正常。

（二）运动锻炼

体育运动不但可以增强心肺功能、改善胰岛素抵抗和葡萄糖耐量，而且还可减轻体重、降低血浆三酰甘油和胆固醇水平，升高 HDL-C 水平。研究发现习惯于静坐的人血浆三酰甘油浓度高于经常锻炼者，可根据自身情况选择合适的运动项目，同时应注意心理健康，避免精神紧张，保持乐观的生活态度。为了达到安全有效的目的，进行运动锻炼时应注意以下事项：

1.运动强度

通常以运动后的心率水平来衡量运动量的大小，适宜的运动强度一般是运动后的心率控制在个人最大心率的80%左右。运动以中速步行、慢跑、游泳、跳绳、做健身操、骑自行车等有氧活动为宜。

2.运动持续时间

每次运动开始之前，应先进行5～10分钟的预备活动，使心率逐渐达到个人最大心率的80%左右，然后维持20～30分钟。运动完后最好再进行5～10分钟的放松活动。每周至少活动3～4次。

3.其他

运动时应注意安全保护。

（三）戒烟限酒

研究发现，嗜酒者血清总胆固醇、三酰甘油、低密度脂蛋白浓度明显高于不喝酒者，这也将增加中风、高血压和肝硬化的危险性。而吸烟是冠心病、心肌梗死重要危险因素，更是影响血脂代谢障碍的重要因素，吸烟者血清三酰甘油含量通常比不吸烟者高出10%。

吸烟可升高血浆胆固醇和三酰甘油水平，降低 HDL-C 水平。停止吸烟1年，血浆 HDL-C 可上升至不吸烟者的水平，冠心病的危险程度可降低50%，甚至接近于不吸烟者。

（四）控制饮食

严格限制高胆固醇、高热量、高脂肪类食物的摄入量，少吃肥肉、蛋黄、动物油脂、动物肝脏等。这类食物饱和脂肪酸过多，脂肪容易沉积在血管壁上，增加血液的黏稠度，饱和脂肪酸能够促进胆固醇的吸收和肝脏胆固醇的合成使血清胆固醇水平升高，如长期摄入过多饱和脂肪酸，还可使血清三酰甘油升高，并加速血液凝固，促进血栓形成。此外，还要忌食含胆固醇高的食物，如动物的内脏、鱼子、蛋黄等食物，提倡多吃海鱼、谷类、燕麦、玉米等，以保护心血管系统，降低血脂。食用油应以植物油为主，每人每天用量以25～30g为宜。

供给充足的蛋白质，适当减少碳水化合物的摄入量。蛋白质主要来自瘦肉、鱼虾、鸡蛋、牛奶、大豆及豆制品等。不要进食过多的糖和糖类食物，因为糖可转变为三酰甘油。

维持正常的体重、血压和血糖，应多吃新鲜蔬菜和水果，它们含维生素C、无机盐和纤维素，能够降低三酰甘油，促进胆固醇的排泄。可多食用一些降脂食物如萝卜、番茄、蘑菇、木耳、海带等。

血浆脂质主要来源于食物，通过控制饮食，可使血浆胆固醇水平降低5% ~ 10%，同时有助于减肥，并使降脂药物发挥出最佳效果。多数Ⅲ型高脂蛋白血症患者通过饮食治疗，同时纠正其他共存的代谢紊乱，常可使血脂水平降至正常。

饮食治疗时机，主要取决于患者的冠心病危险程度和血浆 LDL-C 水平。一般来讲，冠心病的危险程度越高，则开始进行饮食治疗的血浆 LDL-C 水平就越低。高脂血症的饮食治疗是通过控制饮食的方法，在保持理想体重的同时，降低血浆中的 LDL-C 水平。

四、高脂血症的治疗

（一）非药物疗法

主要针对环境因素，即纠正不良生活习惯。

（1）戒烟限酒，绝对戒烟，少量饮酒。

（2）清淡饮食，少食动物脂肪及高糖食物，多食一些富含维生素及植物油类食物，每餐饮食适当，勿过量，粗细粮搭配，控制盐的摄入量。

（3）运动疗法：运动时肾上腺素、去甲肾上腺素分泌增加可提高脂蛋白脂酶的活性，从而降低 TG 及 LDL-C 水平，并增加 HDL-C 水平。运动包括 5 个基本要素，即运动种类、运动强度、运动的持续时间以及运动实施的时间段和实施频率。原则是必须体现个性化，提倡有氧运动，根据每个人的运动耐量，逐渐摸索合适的目标心率。

（4）心理平衡，勿急躁，多增加健康的社交活动，保持心情舒畅。

（二）重度血脂异常的非药物治疗

部分血脂异常的患者通过调整饮食和改善生活方式均可以达到比较理想的血脂调节效果，有极少数患者血脂水平非常高，多见于有基因遗传异常的患者，可以进行血液净化治疗、外科治疗。基因治疗在未来有可能攻克顽固性遗传性的血脂异常。

（三）药物治疗

目前最常用的调脂药物主要有两大类：

（1）他汀类：抑制胆固醇合成的限速酶 HMG-CoA 还原酶。常用药有辛伐他汀、普伐他汀、洛伐他汀等。用于 TC 升高为主的高脂血症，或 TG 轻度升高后混合型高脂血症患者。

（2）贝特类：增加脂蛋白脂酶活性，加速 VLDL 分解并减少合成。常用药有非诺贝特、吉非罗齐等。用于 TG 升高为主的高脂血症或 TC 显著升高的混合型高脂血症患者。

五、高脂血症患者的日常护理

高脂血症患者的日常护理是非常重要的，日常护理上应该做到限制高脂肪食物、改善烹饪方式、加强体力活动和体育锻炼、戒烟限酒、避免过度紧张等。

（一）限制高脂肪食物

高脂血症患者的护理应该从日常饮食上入手。患者在日常饮食上应多进食胆固醇含量低的食物，如蔬菜、豆制品、瘦肉、海蜇等，蛋黄、动物内脏、鱼子和动物脑组织等含胆固醇较高的食物应少用。

（二）改善烹饪方式

患病期间护理上还应该改善烹饪方式，患者及其家属做菜的时候应该少放油，尽量选择蒸、煮、凉拌的方法进行烹饪，同时建议少吃煎炸食物。

（三）加强体力活动和体育锻炼

患病护理期间还应该加强体力活动和体育锻炼，增加热能消耗，增强机体代谢，提高体内脂蛋白脂酶的活性，从而降低血液中的脂质。运动方式和强度因人而异。

（四）戒烟限酒

患者应该适量饮酒，酒精可使血清中高密度脂蛋白明显增高，不利于患者身体康复。务必戒烟，二手烟也是应该远离的。

（五）避免过度紧张

护理还应该从心理上入手，患者在日常生活之中应避免情绪紧张、过度兴奋，因为情绪紧张、过度兴奋可引起血中胆固醇及三酰甘油含量增高，不利于身体康复。

第四节　高血糖的防治与护理

一、高血糖的预防保健

（一）高血糖预防保健的一般原则

（1）不可任意停药。

（2）按医护人员及营养师的指示进食。

（3）平日要注意血糖的控制，常检测血糖值。

（4）尽量避免出入公共场所，以防感染。

（5）如有恶心、呕吐或发热时，不可任意停药，应立即求医诊治。

（6）找出高血糖发生的原因，避免下次再发生。

（7）注意保暖。

（8）多摄取水分。

（9）立即就医。

（二）高血糖检测注意事项

（1）糖尿病患者自测血糖时，血糖仪必须配合使用同一品牌的试纸，不能混用。有的血糖试纸每批次有区别，换用前需要把新试纸的条形码数字输入仪器，否则会影响测试结果。

（2）糖尿病患者自测血糖前用酒精给手指消毒，待酒精干透以后再取血，以免酒精混入血液。不能用碘酒消毒，因为碘会与试纸上的测试剂产生化学反应，影响测试准确性。

（3）采血量必须足以完全覆盖试纸测试区。取血时发现血液量少不能挤手指，否则会混入组织液，干扰血糖浓度。为保证采血量足够，采血前手可以在温水中泡一下，再下垂30秒。另外，扎的时候把针按一下再弹出，以免扎得太浅。

（4）试纸注意保存，放在干燥、避光的地方。最好选用单独包装的试纸，使用时不要触摸试纸条的测试区和滴血区。

（5）采血针不能重复使用，一次性使用以确保准确性。

（三）糖尿病的主要危险因素

1.遗传因素

父母是糖尿病患者，其子女罹患糖尿病的可能性比较大。并且1型和2型糖尿病都有遗传。家系调查显示，糖尿病患者一级亲属的患病率较一般人群高5～21倍。

2.超重与肥胖

肥胖是2型糖尿病最重要的易患因素之一。其发病机制是由于脂肪细胞变得肥大，脂肪细胞膜上的胰岛素受体密度变小，同时对胰岛素的敏感性降低，从而易发生糖尿病。据调查，60%～80%的成年糖尿病患者都属于肥胖体形。

3.膳食因素

饮食中高脂肪、高热量的成分大增，直接造成身体脂肪的过度堆积，成为糖尿病发病率上升的主要诱因。

4.缺乏体力活动

体力活动影响葡萄糖代谢，马拉松运动员的血糖水平及糖耐量试验时，血糖水平比同样体重未经训练的人低，说明训练或体育活动可以增加胰岛素敏感性；反之，严重的体力活动减少，如卧床休息，容易导致胰岛素水平升高和糖耐量异常。

5.糖耐量异常

糖耐量异常（IGT）是指血糖水平介于正常人血糖值和糖尿病患者血糖值的一种中间状态。IGT 是 2 型糖尿病的高危险因素，IGT 诊断后 5 ～ 10 年进行复查时，大约有 1/3 的人发展为 2 型糖尿病。

6.高血压

许多研究发现，高血压患者发展为糖尿病的危险比正常血压者高。高血压与 2 型糖尿病常常并存，这类患者比较容易患上心脑血管病和肾脏并发症。

7.病毒感染

病毒感染在糖尿病的发病诱因中占非常重要的位置，尤其是 1 型糖尿病的主要诱发因素。许多病毒（如柯萨奇 B 病毒、腮腺炎病毒、风疹病毒等）感染后可引起胰岛炎症，损伤胰岛 D 细胞，导致胰岛素分泌不足而发生糖尿病。另外，病毒感染后还可使潜伏的糖尿病加重而成为显性糖尿病。

8.自身免疫

90% 的 1 型糖尿病新发病例血浆中有胰岛素细胞自身抗体。很多学者认为，糖尿病是由自身免疫机制导致胰岛 B 细胞破坏所引起的一种慢性疾病。

9.血脂异常

血脂是诊断 2 型糖尿病的一项重要的预测指标，血脂异常是糖尿病患者发生心脑血管并发症的重要危险因素。糖尿病伴随有脂蛋白的运输、合成和代谢异常。

10.精神因素

工作压力大的人由于精神长期高度紧张，造成肾上腺素分泌过多，从而引起血糖、血压的持续升高。

11.吸烟

吸烟引发糖尿病的机制可能与通过改变体内脂肪分布，对胰岛 B 细胞的毒害作用有关。吸烟会增加糖尿病、急性心肌梗死和周围血管疾病的危险性。吸烟有致血脂和脂蛋白变化的不良作用。

二、糖尿病的"三级预防"

1. 糖尿病的一级预防

糖尿病是一种非传染性疾病，其发生虽有一定的遗传因素，但起关键作用的还是后天的生活和环境因素。现已知道，热量过度摄入、肥胖、缺少运动是糖尿病发病的重要因素。树立正确的进食观念并采取合理的生活方式，可以最大限度地降低糖尿病的发生率。低糖、低盐、低脂、高纤维、高维生素，是预防糖尿病的最佳饮食搭配。对体重进行定期监测，将体重长期维持在正常水平是至关重要的。体重增加时，应及时限制饮食，增加运动量，使体重尽早回落至正常。要使运动成为生命的一个重要组成部分、终身的习惯。运动不但可消耗多余的热量和维持肌肉量，而且能提高充实感和欣快感。当然运动要讲究科学和艺术，要循序渐进、量力而行、照顾兴趣、结伴进行，以易于获得效果和便于坚持。要戒烟和限酒，并杜绝一切不良生活习惯。双亲中患有糖尿病而本人又肥胖多食、血糖偏高、缺乏运动的高危人群，尤其要注意预防。

2. 糖尿病的二级预防

定期检测血糖，以尽早发现无症状性糖尿病。应该将血糖测定列为中老年人常规的体检项目，即使是健康者，仍要定期测定。凡有糖尿病的蛛丝马迹，如皮肤感觉异常、性功能减退、视力不佳、多尿、白内障等，都要及时去测定血糖，以尽早诊断，争取早期治疗的宝贵时间。要综合调动饮食、运动、药物等手段，将血糖长期平稳地控制在正常或接近正常的水平。空腹血糖宜在 6.1mmol/L 以下，餐后 2 小时血糖宜在 7.8mmol/L 以下，反映长期血糖水平的指标——糖化血红蛋白应在 6.5% 以下。还要定期测定血脂、血压、心电图，这些都是血糖控制的间接指标。

3. 糖尿病的三级预防

目的是预防或延缓糖尿病慢性并发症的发生和发展，降低伤残率和死亡率。糖尿病患者很容易并发其他慢性病，且易因并发症而危及生命。因此，要对糖尿病慢性并发症加强监测，做到早期发现。早期诊断和早期治疗糖尿病，常可预防并发症的发生，使患者能长期过接近正常人的生活。

三、糖尿病的护理

（一）一般护理

1. 休息与活动

除非合并较严重的慢性并发症或急性并发症，糖尿病患者应坚持运动疗法。适当的运动有利于减轻体重，提高胰岛素敏感性，改善血糖和脂代谢紊乱，还可减轻患者的压力和紧张情绪，使人心情舒畅。运动的原则是适量、经常性和个体化。

（1）运动锻炼的方式：有氧运动为主，如散步、慢跑、骑自行车等，其中步行活动安全，容易坚持，可作为首选的锻炼方式。

（2）运动量的选择：合适的运动强度为活动时患者的心率应达到个体60%的最大耗氧量。个体60%最大耗氧时心率简易计算法为：心率=170-年龄。活动时间为20～30分钟。

（3）运动的注意事项：①运动前评估。运动前评估糖尿病的控制情况，根据患者具体情况决定运动方式、时间和运动量。②预防意外发生：运动不宜在空腹时进行，防止低血糖发生。运动中需注意补充水分，随身携带糖果。③其他注意事项：运动时随身携带糖尿病卡，卡上写有本人的姓名、年龄、家庭住址、电话号码和病情，以备急需。运动后应做好运动日记，以便观察疗效和不良反应。

2.饮食护理

饮食护理是所有糖尿病治疗的基础，是糖尿病自然病程中任何阶段预防和控制糖尿病必不可少的措施。其目的是：维持理想体重，保证未成年人的正常生长发育，纠正已发生的代谢紊乱，使血糖、血脂达到或接近正常水平。

（1）制定总热量：理想体重是由患者年龄和身高决定的，其简易的计算公式为：年龄在40岁以下者，标准体质量（kg）=身高（cm）-105；年龄在40岁以上者，标准体质量（kg）=身高（cm）-100。根据理想体质量计算每天所需总热量。成年人休息状态下每天每千克理想体质量给予热量105～125.5kJ（25～30kcal），轻体力劳动125.5～146kJ（30～35kcal），中度体力劳动146～167kJ（35～40kcal），重体力劳动167kJ（40kcal）以上。孕妇、乳母、营养不良和消瘦、伴有消耗性疾病者在理想体质量热卡的基础上每天每千克体质量酌情增加21kJ（5kcal），肥胖者酌情减少21kJ（5kcal），使体质量逐渐恢复至理想体质量的±5%。

（2）食物的组成和分配：食物中糖类占饮食总热量的50%～60%，提倡用粗制米、面和一定量杂粮；蛋白质含量一般不超过总热量的15%，孕妇、乳母、营养不良或伴有消耗性疾病者宜增至1.5～2.0g/（kg·d），伴有糖尿病肾病而肾功能正常者应限制至0.8g/（kg·d），血尿素氮升高者应限制在0.6g/（kg·d）。蛋白质应至少有1/3来自动物蛋白；脂肪约占总热量30%。

（3）主食的分配：应定量定时，根据患者生活习惯、病情和配合药物治疗的需要进行安排。对病情稳定的 2 型糖尿病患者，可按每天三餐 1/5、2/5、2/5 或按各 1/3 分配；对注射胰岛素或口服降糖药且病情有波动的患者，可每天进食 5 ～ 6 餐，从 3 次正餐中匀出 25 ～ 50g 主食作为加餐用。

（4）其他饮食注意事项：①控制总热量。控制饮食的关键在于控制总热量。②严格限制各种甜食。③多食含纤维素高的食物。食物纤维尚有一定的降低胆固醇及低密度脂蛋白的作用，故对糖尿病心血管并发症也有一定的预防作用。④监测体重变化。⑤手术患者的饮食：手术后在患者能承受的情况下尽早恢复饮食。

3. 心理护理

要帮助患者树立战胜疾病的信心，教育患者正确认识糖尿病，取得患者的积极配合，对病情变化进行自我监测，自测血糖、尿糖等，充分发挥患者的主观能动性，保证长期治疗，持之以恒，从而使血糖逐渐有效地控制，减少或延缓并发症的发生，提高生活质量。

4. 戒烟

吸烟有害健康，尤其是对有大血管病变高度危险的 2 型糖尿病患者。应劝诫每一位吸烟的糖尿病患者停止吸烟，这是生活方式干预的重要内容之一。

（二）病情观察

密切观察病情变化，监测血气分析、电解质及血糖、尿糖和尿酮体的变化。注意有无泌尿道、呼吸道感染，有无低血糖和高血糖，有无四肢麻木等周围神经炎表现。对于无症状者，也要定期做血糖等相关检查。

（三）治疗配合

强调早期、长期、综合治疗及治疗方法个体化的原则。综合治疗的两个含义：①包括糖尿病教育、饮食治疗、运动锻炼、药物治疗和自我监测 5 个方面。②包括降糖、降压、调脂和改变不良生活习惯 4 项措施。治疗目标是通过纠正患者不良的生活方式和代谢紊乱，防止急性并发症的发生和降低慢性并发症的风险，提高患者生活质量和保持良好的心理状态。

1. 口服药物治疗

口服降糖药物根据作用效果的不同，可以分为促胰岛素分泌剂和增加胰岛素敏感性类药物两大类。

（1）促胰岛素分泌剂：包括磺脲类、格列奈类、二肽基肽酶 -4（dipeptidyl peptidase-4，DPP-4）抑制剂类药物。①磺脲类：磺脲类药物（sulfonylureas，SUs）通过作用于胰岛 B 细胞表面的受体促进胰岛素释放，1 型糖尿病禁用。第一代有甲苯磺丁脲（D-860）、氯磺丙脲等，现已少用；第二代有格列苯脲

（优降糖）、格列吡嗪（美吡达）、格列齐特（达美康）、格列喹酮（糖适平）、格列吡嗪控释片（瑞易宁）、格列美脲（亚莫利）等。年老者宜尽量用短、中效磺脲类药物，以减少低血糖的发生。②格列奈类：如瑞格列奈（诺和龙）和那格列奈，其作用机制是直接刺激胰岛 B 细胞分泌胰岛素，该药刺激胰岛素释放的作用依赖血糖的水平。③ DPP-4 抑制剂：目前在我国上市的 DPP-4 抑制剂为磷酸西格列汀，通过减少胰高糖素样肽 -1（GLP-1）、葡萄糖依赖性促胰岛素多肽（GIP）的分解，增加 GLP-1 而增加胰岛素分泌，且可改善胰岛素抵抗。

（2）增加胰岛素敏感性药物：包括双胍类、噻唑烷二酮类和 α - 葡萄糖苷酶抑制剂。①双胍类：常用药物为二甲双胍，可增加肌肉等外周组织对葡萄糖的摄取和利用，加速无氧糖酵解，抑制糖原异生及糖原分解，降低过高的肝糖原输出；并改善胰岛素敏感性，减轻胰岛素抵抗，是肥胖或超重的 2 型糖尿病患者的一线药物。②噻唑烷二酮（thiazolidinedione，TZD）：也称格列酮类，常用的药物有罗格列酮和吡格列酮两种制剂，主要作用是增强靶组织对胰岛素的敏感性，减轻胰岛素抵抗，故被视为胰岛素增敏剂。③ α - 葡萄糖苷酶抑制剂：常用药物有阿卡波糖（拜糖平）和伏格列波糖，通过抑制小肠黏膜上皮细胞表面的 α - 葡萄糖苷酶而延缓糖类的吸收，降低餐后高血糖，可作为 1 型糖尿病的一线药物，尤其适用于空腹血糖正常（或偏高）而餐后血糖明显升高者。

护理要点：护士应了解各类降糖药物的作用、剂量、用法、不良反应和注意事项，指导患者正确服用。磺脲类降糖药治疗应从小剂量开始，于餐前半小时口服。该药的主要不良反应是低血糖，少见有肠道反应、皮肤瘙痒、胆汁淤滞性黄疸、肝功能损害、再生障碍性贫血、溶血性贫血、血小板减少等。双胍类药物不良反应有腹部不适、口中金属味、恶心、畏食、腹泻等，严重时发生乳酸血症，餐中或餐后服药或从小剂量开始可减轻不适症状。α - 葡萄糖苷酶抑制剂应与第一口饭同时服用，服用后常有腹部胀气等症状。瑞格列奈应餐前服用，不进餐不服药。噻唑烷二酮主要不良反应为水肿，有心力衰竭倾向和肝病者应注意观察。

2.胰岛素治疗

（1）适应证：包括 1 型糖尿病；糖尿病伴急、慢性并发症者，如酮症酸中毒、高渗性非酮症性昏迷、乳酸性酸中毒；急性感染、创伤、手术前后的糖尿病者；妊娠合并糖尿病，尤其在分娩前的阶段；糖尿病并有心、脑、眼、肾、神经疾病等并发症，以及消耗性疾病者；2 型糖尿病患者经饮食、运动、口服降糖药物治疗血糖不能满意控制者。

（2）制剂类型：按作用快慢和维持作用时间，胰岛素制剂可分为超短效、短效、中效和长效四类。近几年来也使用中短效预混胰岛素。

（3）注射途径：有静脉滴注和皮下注射。静脉滴注指静脉输入小剂量胰岛素，通常以每小时每千克体质量0.1U的速度静脉滴注，以降低血糖，其使用方法详见糖尿病酮症酸中毒的处理。皮下注射有胰岛素专用注射器、胰岛素笔和胰岛素泵三种。专用于胰岛素注射的1mL注射器消除了普通1mL注射器注射无效腔较大的缺点，并且注射器上直接标注胰岛素单位，有利于减少发生剂量错误；胰岛素笔是一种笔式注射器，胰岛素笔芯直接装入笔内，不需抽取，易于携带，对老年患者、经常外出的患者尤为方便；使用胰岛素泵时，将短效或超短效胰岛素装入其储药器内，按预先设定的程序注入体内，特点是模拟胰岛B细胞生理分泌，亦可餐前追加负荷量。

（4）人工胰：由血糖感受器、微型电子计算机和胰岛素泵组成，模拟胰岛B细胞分泌胰岛素的模式。由于技术和经济上的原因，还未广泛应用。

护理要点：①准确用药：熟悉各种胰岛素的名称、剂型及作用特点；准确执行医嘱，做到制剂、种类正确，剂量准确，按时注射。短效胰岛素于饭前半小时皮下注射。②吸药顺序：长、短效或中、短效胰岛素混合使用时，应先抽吸短效胰岛素，再抽吸长效胰岛素，然后混匀，切不可逆行操作，以免将长效胰岛素混入短效内，影响其速效性。③胰岛素的保存：未开封的胰岛素放于冰箱4～8℃冷藏保存，正在使用的胰岛素在常温下（不超过28℃）可使用28天，无须放入冰箱，应避免过冷、过热、太阳直晒，否则可因蛋白质凝固变性而失效。④注射部位的选择与更换：胰岛素采用皮下注射法，宜选择皮肤疏松部位，如上臂三角肌、臀大肌、大腿前侧、腹部等，注射部位要经常更换，长期注射同一部位可能导致局部皮下脂肪萎缩或增生局部硬结。⑤注射胰岛素时应严格无菌操作，防止发生感染。⑥注意监测血糖：如发现血糖波动过大或持续高血糖，应及时通知医生。⑦观察有无低血糖反应、超敏反应（表现为注射部位瘙痒，继而出现荨麻疹样皮疹），注射部位皮下脂肪萎缩或增生等不良反应。采用多点、多部位皮下注射，可预防皮下脂肪萎缩或增生，发生后停止该部位注射后可缓慢自然恢复。

3.胰腺和胰岛移植

成功的胰腺或胰岛移植可纠正代谢异常，并可望防止糖尿病微血管病变的发生和发展，现今尚处在临床试验阶段。

4.糖尿病合并妊娠的治疗

饮食治疗原则同非妊娠者，但蛋白质摄入适当增加。单纯饮食控制不佳者应采用短效和中效胰岛素，忌用口服降糖药物。护理要点：①为保证母儿良好预后，孕期密切监测母亲的血糖，使之空腹血糖维持在 < 5.8mmol/L；餐后 2 小时血糖 ≤ 6.7mmol/L，可降低胎死宫内和巨大儿的发生率。②饮食治疗是基本，需有营养师参与治疗。在合理膳食条件下仍不能达到上述血糖指标，则应及时使用药物治疗。③胰岛素是唯一治疗药物，遵医嘱正确使用胰岛素。

5.糖尿病酮症酸中毒的治疗

（1）补液：输液是抢救糖尿病酮症酸中毒（DKA）首要的、极其关键的措施。由于在本症中常伴有血浆渗透压升高，通常使用 0.9% 氯化钠溶液，补液量和速度视失水程度而定。如患者无心力衰竭，开始时补液速度应快，在 2 小时内输入 1 000 ～ 2 000mL，以便迅速补充血容量，改善周围循环和肾功能，以后根据血压、心率、尿量、末梢循环情况、中心静脉压等决定输液量和输注速度。由于初治期血糖浓度已很高，不能给予葡萄糖液，当血糖降至 13.9mmol/L 左右时改输 5% 葡萄糖液，并加入短效胰岛素，同时相应地调整胰岛素剂量。

（2）小剂量胰岛素治疗：将 0.1U/（kg·h）的短效胰岛素加入 0.9% 氯化钠溶液中持续静脉滴注（常用剂量为 4 ～ 6U/h），以达到血糖快速、稳定下降，而又不易发生低血糖反应的疗效。

（3）纠正电解质及酸碱平衡失调：根据治疗前血钾水平及尿量决定补钾时机、补钾量及速度。DKA 患者体内存在不同程度缺钾，如治疗前血钾水平低于正常，开始治疗时即应补钾。在整个治疗过程中需定时监测血钾水平，并结合心电图、尿量，调整补钾量和速度。轻、中度酸中毒经充分静脉补液及胰岛素治疗后酮体的产生即被控制，酸中毒可纠正，无须补碱。pH 值 ≤ 7.0 的严重酸中毒者应予小剂量的碳酸氢钠静脉滴注，但补碱不宜过多过快，以避免诱发或加重脑水肿。补碱后监测动脉血气情况。

（4）防治诱因和处理并发症：包括休克、严重感染、心力衰竭、心律失常、肾衰竭、脑水肿、急性胃扩张等。护理要点：①定期监测血糖，了解血糖的控制水平；在应激状况时每天监测血糖；合理用药，不要随意减量或停用药物。②对有可能或已经发生酮症酸中毒的患者，应严密观察病情，使患者能得到及时有效的处理。③一旦发生酮症酸中毒，立即开放两条静脉通路，准确执行医嘱，确保液体和胰岛素的输入；患者绝对卧床休息，注意保暖，给予低流量持续吸氧；加强生活护理，应特别注意皮肤、口腔护理。④昏迷者按昏迷常规护理。

6.高渗性非酮症糖尿病昏迷的治疗

严重失水时，应积极补液。无休克者目前多主张先用等渗溶液，如治疗前已有休克，宜先输 0.9% 氯化钠溶液和胶体溶液，尽快纠正休克。输液的同时给予小剂量胰岛素治疗。当血糖降至 16.7mmol/L 时，改用 5% 葡萄糖溶液并加入普通胰岛素（每 3 ～ 4g 葡萄糖加 1U 胰岛素），根据尿量补钾。积极消除诱因和治疗各种并发症，如感染、心力衰竭、心律失常、肾衰竭等。病情稳定后根据患者血糖、尿糖及进食情况给予皮下注射胰岛素，然后转为常规治疗。护理要点：①老年人多见，注意观察其他心血管并发症。②监测血糖，合理用药。③对有可能或已经发生高渗性非酮症糖尿病昏迷的患者，应严密观察病情。④一旦发生高渗性非酮症糖尿病昏迷，立即开放静脉通路，准确执行医嘱；加强生活护理；昏迷者按昏迷常规护理。

7. 糖尿病足的治疗

（1）严格控制血糖、血压、血脂。

（2）神经性足溃疡的治疗：处理的关键是通过特殊的改变压力的矫形鞋或足的矫形器来改变患者足部的压力；根据溃疡的深度、面积大小、渗出多少以及是否并发感染，决定溃疡换药次数和局部用药；采用一些生物制剂或生长因子类药物治疗难以治愈的足溃疡。

（3）缺血性病变的处理：对于血管阻塞不是非常严重或没有手术指征者，可以采取内科保守治疗，静脉滴注扩血管和改善血液循环的药物。坏疽患者在休息时有疼痛及广泛的病变不能通过手术改善者，才考虑截肢。

（4）感染的治疗：有骨髓炎和深部脓肿者，在血糖控制良好的情况下加强抗感染治疗。护理要点；①保持足部清洁，避免感染：嘱患者勤换鞋袜，每天清洁足部。若足部皮肤干燥，清洁后可涂用羊毛脂，但不可常用，以免皮肤过度浸软。②预防外伤：指导患者不要赤脚走路，以防刺伤；每天检查鞋子，清除可能的异物和保持里衬的平整；冬天使用热水袋、电热毯或烤灯时谨防烫伤，同时应注意预防冻伤。③指导和协助患者采用多种方法促进肢体血液循环。④积极控制血糖，说服患者戒烟。

第三章　呼吸系统疾病的防治与护理

第一节　慢性阻塞性肺疾病的防治与护理

一、慢性阻塞性肺疾病基础知识

（一）慢性阻塞性肺疾病的定义

慢性阻塞性肺疾病（COPD）简称慢阻肺，是一种重要的慢性呼吸系统疾病，是指呼吸道通气障碍的一类疾病，常见的有气管炎、肺气肿、哮喘等，患病人数多，病死率高。由于其缓慢进行性发展，严重影响了患者的劳动能力和生活质量。COPD患者在急性发作期过后，临床症状虽有所缓解，但其肺功能仍在继续恶化，并且由于自身防御和免疫功能的降低以及外界各种有害因素的影响，经常反复发作而逐渐产生各种心肺并发症。

（二）慢阻肺产生的原因

第一，吸烟为重要的发病因素，吸烟者慢性支气管炎的患病率比不吸烟者高2～8倍，烟龄越长，吸烟量越大，COPD患病率越高。第二，职业性粉尘和化学物质，如烟雾、过敏原、工业废气及室内空气污染等，浓度过大或接触时间过长，均可能产生与吸烟无关的COPD。第三，空气污染大气中的有害气体如二氧化硫、二氧化氮、氯气等损伤气道黏膜和其细胞毒作用，使纤毛清除功能下降，黏液分泌增加，为细菌感染增加机会。第四，感染是COPD发生发展的重要因素之一。病毒、细菌和支原体是本病急性加重的重要因素。病毒主要为流感病毒、鼻病毒、腺病毒和呼吸道合胞病毒等；细菌感染以肺炎链球菌、流感嗜血杆菌、卡他莫拉菌及葡萄球菌为多见。第五，蛋白酶－抗蛋白酶失衡。蛋白水解酶对组织有损伤、破坏作用；抗蛋白酶对弹性蛋白酶等多种蛋白酶具有抑制功能。蛋白酶和抗蛋白酶维持平衡是保证肺组织正常结构免受损伤和破坏的主要因素。蛋白酶增多或抗蛋白酶不足均可导致组织结构破坏产生肺气肿。第六，其他因素。如机体的内在因素、自主神经功能失调，以及营养、气温的突变等都有可能参与 COPD 的发生、发展。

（三）慢阻肺的临床表现

第一，慢性咳嗽：通常为首发症状。初起咳嗽呈间歇性，早晨较重，以后早晚或整日均有咳嗽，但夜间咳嗽并不显著。少数病例咳嗽不伴咳痰。也有部分病例虽有明显气流受限但无咳嗽症状。第二，咳痰：咳嗽后通常咳少量黏液性痰，部分患者在清晨较多；合并感染时痰量增多，常有脓性痰。第三，气短或呼吸困难：是 COPD 的标志性症状，是使患者焦虑不安的主要原因，早期仅于劳累时出现，后逐渐加重，以致日常活动甚至休息时也感气短。第四，喘息和胸闷：不是 COPD 的特异性症状。部分患者特别是重度患者有喘息；胸部紧闷感通常于劳累后发生，与呼吸费力、肋间肌等容性收缩有关。第五，全身性症状：在疾病的临床过程中，特别是病情较重患者，可能会发生全身性症状，如体重下降、食欲减退、外周肌肉萎缩和功能障碍、精神抑郁和（或）焦虑等。合并感染时可咳血痰或咯血。

（四）慢阻肺的危害

慢阻肺早期一般无明显的临床症状或症状较轻，不被患者所重视。如果不系统规范地开展治疗，不注意预防和治疗呼吸道感染，反复咳嗽、咳痰即可发展成肺气肿，肺气肿对人体的危害是多方面的，患者会出现呼吸困难，严重时患者只能端坐呼吸，出现夜间呼吸障碍，这一症状会严重影响患者的睡眠。患者睡眠质量降低，可出现心律紊乱和肺动脉高压等，通气和换气功能障碍进一步加重，可造成机体缺氧和二氧化碳积蓄，造成心脏、肝脏、肾脏、胃肠道功能损害，尤其对心脏影响最大，会引起肺心病，患者稍一活动就气喘如牛，气短逐渐加重，活动后更加明显，最后导致呼吸衰竭甚至死亡。另外，慢阻肺患者由于肌肉组织供氧不足，患者会因为气促而出现肌肉萎缩及丧失功能，表现为全身没有力气甚至出现抑郁症和焦虑症。大多数的慢阻肺患者由于吸烟、少运动、缺乏营养等因素还会出现骨质疏松这一现象。

（五）慢阻肺相关检查

第一，肺功能检查：肺功能检查是判断气流受限的客观指标，其重复性好，对 COPD 的诊断、严重程度评价、疾病进展、预后及治疗反应等均有重要意义。第二，胸部 X 线检查：X 线检查对确定肺部并发症及与其他疾病（如肺间质纤维化、肺结核等）鉴别有重要意义。第三，胸部 CT 检查：CT 检查一般不作为常规检查。但是，在鉴别诊断时 CT 检查有益，高分辨率 CT（HRCT）对辨别小叶中心型或全小叶型肺气肿及确定肺大疱的大小和数量，有很高的敏感性和特异性，对预计肺大疱切除或外科减容手术等的效果有一定价值。第四，血气检查：当 $FEV_1 < 40\%$ 预计值时或有呼吸衰竭或右心衰竭的 COPD 患者均应做血气检查。血气异常首先表现为轻、中度低氧血症。随疾病进展，低氧血症逐渐加重，甚至出现呼吸衰竭，并出现高碳酸血症。第五，其他实验室检查：$PaO_2 < 55mmHg$ 时血红蛋白及红细胞可增高，血细胞比容 $> 55\%$ 可诊断为红细胞增多症。并发感染时痰涂片可见大量中性粒细胞，痰培养可检出各种病原菌，常见者为肺炎链球菌、流感嗜血杆菌、卡他莫拉菌、肺炎克雷伯杆菌。

（六）中医学关于慢阻肺的认识

慢阻肺归属于中医学的"肺胀""喘证""咳嗽"等病证范畴。如《灵枢·胀论》曰："肺胀者，虚满而喘咳。"《灵枢·经脉》曰："肺手太阴之……是动则病肺胀满，膨胀而喘咳。"《金匮要略·肺痿肺痈咳嗽上气病脉证治》又曰："咳而上气，此为肺胀，其人喘，目如脱状。"均指出了肺胀的表现。关于肺胀的"病机"，隋代巢元方《诸病源候论·咳逆短气候》篇曰："肺虚为微寒所伤，则咳嗽。嗽则气还于肺间，则肺胀，肺胀则气逆。而肺本虚，……，复为邪所乘，壅痞不能宣畅，故咳逆短气也。"阐明了对肺胀基本病机的认识。清代张璐《张氏医通》认为肺胀以"实证居多"，而李用粹《证治汇补·咳嗽》曰："……又有气散而胀者，宜补肺；气逆而胀者，宜降气。当参虚实而施治。"提出肺胀治疗当分以虚实辨证论治。可见肺胀的基本病机为久病肺虚，痰浊潴留，而致肺不敛降，气还肺间，肺气胀满，每因复感外邪诱使病情发作或加剧[1]。病变首先在肺，继则影响脾、肾，后期病及于心。病理因素为痰浊、水饮与血瘀互为影响，兼见同病。辨证总属标实本虚，一般感邪时偏于邪实，平时偏于本虚。祛邪与扶正共施，急者治标，当以祛邪宣肺、化痰平喘之法。

现代学者主张以宣肺为主，洪广祥[2]提出气阳虚为慢阻肺本虚的关键，气阳虚实际涵盖了元气、宗气和卫气之虚，痰瘀伏肺是标实，是形成气道阻塞的病理基础，并指出慢阻肺急性加重期不可大肆应用苦寒清热方药，以防阳气损伤、"闭门留寇"，而导致病情加重、变证丛生。奚肇庆等[3]以具有通阳泄浊、宣痹开结的复方薤白胶囊治疗 AECOPD，结果复方薤白胶囊治疗慢阻肺急性

① 周仲英.中医内科学[M].北京：中国中医药出版社，2003.

② 洪广祥.中医药治疗慢性阻塞性肺疾病的几点思考[J].中华中医药杂志，2005，20（1）：17-19.

③ 奚肇庆，蒋萌，居文政.复方薤白胶囊治疗慢性阻塞性肺疾病36例临床与实验研究[J].中医杂志，2000，4（41）：218-220.

加重期总有效率达 86.05%。关秋红等[①]认为 AECOPD 以痰浊壅肺为基本证型，方选麻杏二三汤，取炙麻黄、陈皮、杏仁、苏子、清半夏、茯苓等药，疗效显著。

二、中医对慢阻肺的治疗创新

（一）肺与大肠相表里的关系

《灵枢·本输》篇曰："肺合大肠，大肠者，传导之腑。"首次提出"肺与大肠相表里"理论。肺为里，大肠为表，两条经脉相互络属，构成肺与大肠之间的密切联系。

肺与大肠生理功能上相互为用。清代黄元御《素灵微蕴》卷四曰："肺与大肠表里同气，肺气化精，滋灌大肠，则肠滑而便易。"清代唐宗海《医经精义·脏腑之官》曰："而大肠所以能传导者，以其为肺之腑。肺气下达，故能传导。"指出肺气肃降，气机调畅，布散津液，促进大肠的传导，利于大便的排出。

肺与大肠病理上相互影响。肺气壅塞，失于肃降，气不下行，津不下达，可引起腑气不通，而腑气不通，阳明浊气上冲犯肺，加重肺气壅塞。《症因脉治·卷三》曰："肺气不清，下遗大肠，则腹乃胀。"指出了肺病及大肠。《灵枢·四时气》曰："腹中常鸣，气上冲胸，喘不能久立。邪在大肠……"指出了肠病及肺。可见肺或大肠发生病变时，可互传、相互影响，即肺病及肠，肠病亦可反遗于肺。

根据肺与大肠相表里理论，运用通腑泻下之法，使腑气得通，则肺气得宣，以达到治疗肺系疾病的目的。这种肺肠同治法在临床治疗呼吸系统疾病中常见，其中以宣白承气汤为代表。如孟繁盈[②]将 80 例痰热壅肺型重症肺炎患者随机分为两组，对照组 40 例予重症肺炎标准治疗，治疗组 40 例在对照组基础上予宣白承气汤加减，疗程 10 日。结果显示：治疗组总有效率 77.5%，优于对照组的 52.5%（$P < 0.05$），治疗组动脉血乳酸含量、临床肺部感染评分（CPIS）、急性生理功能和慢性健康状况评分系统Ⅱ（APACHEⅡ评分）、有创机械通气时间、ICU 转出率改善情况均优于对照组（$P < 0.05$）。

① 关秋红，武维屏，田秀英，等. 益气活血化痰贴防治慢性阻塞性肺疾病临床观察 [J]. 中国中医药信息杂志，2009，16（11）：60-61.

② 孟繁盈. 宣白承气汤加减治疗痰热壅肺型重症肺炎疗效观察 [J]. 河北中医，2016，38（1）：92-94.

江涛等[1]运用加味宣白承气汤+西医基础治疗，治疗急性呼吸窘迫综合征（ARDS）机械通气患者的临床疗效，结果显示：加味宣白承气汤能有效改善急性呼吸窘迫综合征机械通气患者血气、通气指标，减少机械通气时间，从而改善患者预后。辛大永[2]采用宣白承气汤加桑白皮汤加减联合西药治疗慢阻肺急性加重期，表明宣肺通腑法治疗本病可以明显缓解喘咳症状，减慢病程的进展。刘朝菊[3]采用在常规西药基础上加用宣白承气汤治疗哮喘急性发作，结果显示宣白承气汤组明显优于单纯西药组（$P < 0.05$）。

（二）宣肺通腑法治疗支气管哮喘 - 慢阻肺重叠综合征立法主旨

支气管哮喘 - 慢阻肺重叠综合征（asthma-COPD overlap syndrome，ACOS）病名于 2014 年正式提出，顾名思义，兼具哮喘和慢阻肺的临床特点，以喘息、气急、胸闷、咳嗽、咯痰等为主要症状，辨证归属于中医学的"哮病""肺胀""喘证"等范畴。ACOS 是"气道变异性大"的慢性阻塞性肺疾病，急性发作以哮喘形式发作为主要表现。

明代秦景明《症因脉治·哮病论》曰："哮病之因，痰饮留伏，结成窠臼，潜伏于内，偶有七情之犯，饮食之伤，或外有时令之风寒，束其肌表，则哮喘之症作矣。"指出哮病的基本病机。隋代巢元方《诸病源候论·咳逆短气候》篇曰："肺虚为微寒所伤，则咳嗽。嗽则气还于肺间，则肺胀，肺胀则气逆。而肺本虚，复为邪所乘，壅否不能宣畅，故咳逆短气也。"阐明了对肺胀基本病机的认识。张晓云教授根据历代医家文献、ACOS 的临床特点，结合自己的临床经验，认为 ACOS 病机为患者久病肺虚，痰浊潴留，肺不敛降，气还肺间，肺气胀满，复感外邪，痰随气升，气因痰阻，相互搏结，壅塞气道，肺气宣降失常。病位主要在肺，发作时的病理环节为痰阻气闭、肺失宣降。

肺与大肠相表里，肺之肃降失常，影响大肠传导功能，致使腑气不通，肠腑之气壅实又导致阳明浊气上冲，进而加剧肺的肃降失常，使喘息加重。这在历代文献中早已有论述，如《素问·咳论篇》曰："肺咳不已，则大肠受之。"《黄帝内经素问集注·卷五》曰："大肠为肺之腑而主大便，邪痹于大肠，故上则为，气喘争。"且临床 ACOS 患者多伴腹胀、大便干结、纳少等胃肠症状，这是由于 ACOS 本身长期慢性缺氧，发作时大小气道均不同程度阻塞，机体严

---

① 江涛,高冰,周莉,等.加味宣白承气汤对急性呼吸窘迫综合征机械通气患者的临床疗效[J].中国实验方剂学杂志,2013,19（7）：300-303.

② 辛大永.宣肺通腑法治疗慢性阻塞性肺疾病急性加重期对照观察[J].实用中医内科杂志,2012,26（12）：25-26.

③ 刘朝菊.中西医结合治疗哮喘疗效观察[J].实用中医药杂志,2012,28（6）：477.

重缺氧，而缺氧、高碳酸血症、感染、电解质紊乱、心力衰竭、药物等因素易致胃肠道结构和调节机制损害，引起胃肠功能障碍。故立"宣肺通腑"之法，以三拗汤、桔梗汤和瓜蒌薤白半夏汤宣肺平喘、化痰止咳，合宣白承气汤通腑泻下。宣上利于通下，通下助于肺气肃降，犹如"釜底抽薪"，肺气则平。临床中对于一些不伴有腑实症状的患者，亦可泻下通腑，因其方主在宣发，泻下目的在于畅通腑气，利于肺气肃降，中病即止，以防引邪内陷。

（三）组方及方药分析

1.宣白承气汤

宣白承气汤出自《温病条辨》，曰："阳明温病，下之不通，其证有五：……喘促不宁，痰涎壅滞，右寸实大，肺气不降者，宣白承气汤主之。"指出肺气不降，痰涎壅盛，而阳明结热，里证又实，此时当然不是徒恃通下所能奏效，必须一面宣肺气之痹，一面逐大肠之邪，方用宣白承气汤。吴瑭云："以石膏、杏仁宣肺气之痹，以大黄逐肠胃之结。"石膏、苦杏仁与瓜蒌宣肺气之痹，大黄荡涤肠胃积聚，且杏仁、瓜蒌亦有通便作用。诸药合用宣肺通腑，是"脏腑合治法"的体现。

2.三拗汤

三拗汤出自《太平惠民和剂局方》，方中麻黄苦辛性温，《本经》谓其"发表出汗，去邪热气，止咳逆上气"，善开腠，祛在表之风寒，宣肺平喘，开闭郁之肺气。杏仁味苦，性微温，归肺、大肠经，《本经》谓其"主咳逆上气"，本方用以降利肺气，与麻黄相伍，一宣一降，恢复肺气之宣降；杏仁另有通便作用。甘草性味甘平，《名医别录》谓甘草"主……伤脏咳嗽"，润肺止咳，兼以祛痰，用之可调和麻、杏之宣降以止咳嗽，又能缓麻黄之峻烈，使汗出不至过猛，且有辅助正气之功。三药合用共行宣肺、平喘、止咳之功。

3.桔梗汤

桔梗汤由桔梗和生甘草两药组成，用以治疗肺痈。《金匮要略·肺痿肺痈咳嗽上气病脉证治》篇曰："咳而胸满，振寒脉数，咽干不渴，时出浊唾腥臭，久久吐脓如米粥者，为肺痈，桔梗汤主之。"本品辛可宣，苦可泄，宣则利气机，泄则降肺逆，善于宣肺祛痰。

4.瓜蒌薤白半夏汤

瓜蒌薤白半夏汤出自《金匮要略》，原为治疗痰浊壅盛、胸阳闭塞所致的胸痹证，此处取其祛痰宽胸之功。瓜蒌味甘、苦，性寒，入肺、胃、大肠经，李时珍指出其可"润肺燥，降火。治咳嗽，涤痰结，利咽喉……消痈肿疮毒"。半夏味辛，性温，入脾、胃、肺经，为治湿痰之要药，《药性论》述半夏"消痰涎，开胃健脾，止呕吐，去胸中痰满，下肺气，主咳结"。方用甘苦寒的瓜蒌配伍辛、苦温的半夏，充分发挥辛能散结、苦能降泄之功效，以竭尽祛痰之能事，且一寒一温，互制互济。薤白味辛、苦，性温，入肺、胃、大肠经，《长沙药解》言"肺病则逆，浊气不降，故胸膈痹塞，……薤白，辛温通畅，善散壅滞"。汪昂称其能"治肺气喘急"，用以通阳散结，利气宽胸。处方妙在薤白的灵活运用，痰为阴邪，非温不化，薤白通阳散结、行气导滞，能加强瓜蒌、半夏化痰之力。三药合用，共奏通阳散结、祛痰宽胸之功。

四方合用，以麻黄、全瓜蒌为君，大黄、石膏、杏仁、薤白、法半夏、桔梗为臣，甘草为佐，共奏宣肺平喘、化痰止咳、通腑泻下之功。以三拗汤、桔梗汤、瓜蒌薤白半夏汤宣肺平喘，化痰止咳；以宣白承气汤宣肺通腑泻下。吴鞠通宣白承气汤原主治肺气不降，痰涎壅滞，而阳明结热，里证又实。本方减大黄用量，在于畅通气机，无论是否伴阳明腑实证，单用宣白承气汤恐其太寒、折损阳气，而本身病之根在肺，肺主宣，故用三拗汤、桔梗汤、瓜蒌薤白半夏汤宣肺化痰平喘，其麻黄辛温，配石膏使宣肺而不助热，清郁热而不留邪，肺气肃降有权，喘息可平，是相制为用。

三、慢阻肺的护理

（一）健康生活习惯的养成

慢阻肺患者要保持健康的生活习惯，一定程度上能预防和减少临床症状发生。首先，慢阻肺患者要戒烟、戒酒，其家人也应尽可能不在患者面前抽烟。慢阻肺的发病机制与吸烟密切相关，所以戒烟是慢阻肺有效护理中很重要的环节。其次，要注意个人卫生，保持房间内物品整洁，定期通风换气，保持室内空气新鲜。再次，慢阻肺患者应经常运动，提高机体免疫力，减少慢阻肺的发作次数。但慢阻肺患者中老年居多，他们本身的体质就比较弱，所以慢阻肺患者应谨慎选择运动方式，避免剧烈运动导致出现胸闷气促等不适。可选择太极、慢走等舒缓的运动。最后，由于慢阻肺患者的痰液多且黏稠，要多饮水，养成排痰习惯，多做深呼吸训练。对于年老体弱和卧床的患者，家属要帮助其翻身、胸部叩击，促进痰液排出，防止气道阻塞。慢阻肺患者由于气体交换受损，供氧不足，需要进行肺的呼吸功能康复训练。病情稳定的患者可以坚持每天做腹式呼吸训练或缩唇呼气训练，有效咳嗽，改善呼吸功能。

（二）饮食方面的护理

饮食对于身体恢复有着重要的作用，慢阻肺患者需要保证营养摄入充足。对无禁忌证的患者要指导其进食高蛋白、高热量、丰富维生素、易消化的食物，比如患者可以多吃一些胡萝卜、应季水果及动物肝脏。但患者要避免进食不太好消化的食物，比如烟熏、卤制食物。此外，患者在进食的过程中，要养成细嚼慢咽的饮食习惯。

（三）心理方面的护理

慢阻肺患者经常会出现咳嗽、气喘症状，这可能会使患者情绪不稳定，再加上该疾病需要患者长期服药，不能做剧烈的运动，这些都会使患者的心理压抑。因此日常有效的慢阻肺护理不仅要关注患者身体护理，还要关注患者心理护理。一方面家人可以陪在患者身边，给予他们足够的关注，耐心倾听患者的倾诉，疏导患者的负面情绪。另一方面，可以指导患者转移对病症的注意力，寻找自己的兴趣，使自己始终保持愉悦的情绪。

（四）用药及预防病症复发的护理

慢阻肺患者服药是常态。患者要避免错误的用药理念，遵医嘱按时服药，并定期复诊。家人要注意观察患者有无药物不良反应和细微的病情变化。第一，冬春季注意保暖，避免受寒感冒，否则会使慢阻肺病情加重。第二，如果家庭经济条件允许，建议购买氧疗设备，进行长期家庭氧疗的护理，持续低流量，氧流量为 1 ～ 2L/min，用氧时间为每天 15 小时以上，可有效改善慢阻肺患者的生存质量。第三，每年 10 月秋冬季来临前，建议主动接种流感疫苗，预防流行性感冒。第四，患者要避免劳累疲倦，尽量不从事重体力劳动，患者劳累时慢阻肺症状会加重，复发的可能性也会增加。慢阻肺是社区呼吸系统疾病中最常见的疾病，治疗是长期的、反复的，与医院规范治疗相比，居家的慢阻肺护理对慢阻肺患者也至关重要。患者需要有健康的生活习惯：戒烟、去除诱因、合理氧疗、增强免疫功能延缓肺功能恶化，提高生活质量。另外，患者还需要在膳食指导、用药、心理及预防复发方面有一定的护理，如保持心情愉悦、饮食健康规律、做呼吸肌训练缓解慢阻肺的症状，降低复发的可能性，使患者拥有较舒适的生活。

第二节　支气管哮喘的防治与护理

一、支气管哮喘的基本知识

（一）何为支气管哮喘

支气管哮喘简称哮喘，是由多种细胞（如嗜酸性粒细胞、肥大细胞、淋巴细胞、中性粒细胞和气道上皮细胞等）和细胞组分参与的气道慢性炎症性疾病。这种慢性炎症可导致气道高反应性，并引起反复性的喘息、气急、胸闷或咳嗽等症状，患者通常出现广泛多变的可逆性气流受限，多数可自行缓解或经治疗缓解。60岁以上的哮喘患者可统称为"老年性哮喘"，可分为两种情况：①患者60岁以前发病迁延至老年，称为早发性老年哮喘；②患者60岁以后新发生哮喘，称为晚发性老年哮喘。

（二）哮喘发生的原因分析

1. 遗传因素

哮喘与多基因遗传有关，哮喘患者亲属患病率高于群体患病率，并且亲缘关系越近，患病率越高；患者病情越严重，其亲属患病率也越高。

2. 变应原

（1）室内外变应原：尘螨是最常见、危害最大的室内变应原，也是哮喘在世界范围内的重要发病原因。尘螨存在于皮毛、唾液、尿液与粪便等分泌物里。真菌亦是存在于室内空气中的变应原之一，特别是在阴暗、潮湿以及通风不良的地方。花粉是最常见的引起哮喘发作的室外变应原。

（2）职业性变应原：常见的变应原有谷物粉、木材、饲料、茶、咖啡豆、家蚕、鸽子、蘑菇、抗生素（青霉素、头孢菌素）、松香、活性染料、过硫酸盐、乙二胺等。

（3）药物：阿司匹林、普萘洛尔（心得安）和一些非皮质激素类抗炎药是药物所致哮喘的主要变应原。

3. 诱发因素

常见诱发因素包括空气污染、吸烟、呼吸道病毒感染、妊娠、剧烈运动及气候转变；多种非特异性刺激，如吸入冷空气、蒸馏水雾滴等都可诱发哮喘。此外，精神和心理因素亦可诱发哮喘。

（三）支气管哮喘的临床表现

1. 症状

典型表现为发作性呼气性呼吸困难或发作性胸闷和咳嗽，伴哮鸣音，严重者呈被迫坐位或端坐呼吸，甚至出现发绀。有时咳嗽可作为唯一症状（咳嗽变异性哮喘或过敏性咳嗽），干咳或咳大量白色泡沫样痰。症状在夜间及凌晨发作和加重常为哮喘的特征之一。可在数分钟内发作，持续数小时至数天，应用支气管舒张药后或自行缓解。有些青少年的哮喘症状表现为运动时出现胸闷、咳嗽和呼吸困难，称为运动性哮喘。

2. 体征

发作时胸部呈过度充气征象，双肺可闻及广泛的哮鸣音（如笛声的高音调），呼气音延长。但当轻度哮喘或非常严重的哮喘发作时，哮鸣音可不出现。严重者常出现心率增快、奇脉、胸腹反常运动和发绀。非发作期体检可无异常。

3.并发症

发作时可并发气胸、纵隔气肿、肺不张，长期反复发作和感染可并发慢性支气管炎、肺气肿、支气管扩张症、间质性肺炎、肺纤维化和肺源性心脏病、呼吸衰竭、呼吸骤停等。

（四）病情严重程度的自我评价

1.掌握自我评价的方法和技术

应当指导患者掌握对自己的病情做出评价的技术与方法，这对及时判断病情的严重程度是非常重要的。医生也多依赖哮喘患者提供的症状的严重性和呼气峰流值的水平制订治疗计划并进行改进；研究表明，有严重肺功能损害的 15%～25% 的哮喘患者在临床未得到特别关注，而这存在潜在的危险性，可采用每日记录卡片并记录峰流值，为估计哮喘患者的哮喘程度提供较准确的指标。

（1）日卡：主要记录有关哮喘发作的症状和体征，包括白日和夜晚咳喘的程度，以及任何全身活动的限度；记录用药的频率及服药后的反应；记录有关哮喘发作的可疑因素；一般完成日卡的记录每日仅用 1～2 分钟。

（2）峰流速值的测定：可以在家中借助微型峰流计简单地、客观地测定峰流速值以测定肺功能。每日记录所测定的峰流速值和记录日卡对哮喘患者的病情判断极为有利。如果哮喘患者的症状发作频繁或症状加重均应进行峰流速值的测定，一般在服药前、后 10～15 分钟测定。经过教育，大多数患者能够正确完成峰流速值的测定。

（3）自我评价的益处：日卡为医生和患者提供了哮喘症状的发作频率和严重程度的记录，其优点有以下方面：①增加哮喘患者的警惕性，协助找出诱发哮喘的因素；②提供有关哮喘症状的发作频率和严重性的记录，以及用药记录；③帮助认识哮喘发作的形式；④估计治疗效果；⑤为患者提供正常的峰流速值基线；⑥发现无症状的肺功能变化，峰流速值的下降可作为哮喘发作的早期指标和需要增加治疗的指标。

2.教会患者能初步判断自己病情的严重程度

临床医生可以用通俗的语言向患者讲解，主要包括以下内容：

（1）轻度哮喘：仅在活动时出现轻微的咳嗽、喘息、胸闷气短，休息即消失；峰流速值下降 10%～30%。

（2）中度哮喘：休息时即出现咳喘、胸闷气短，其症状可妨碍日常的活动，峰流值下降 30%～50%。

（3）重度哮喘：休息时即有严重的气短、喘息、胸闷，行走和说话困难；胸部或颈部的肌肉出现收缩。峰流速值下降大于 50%，对支气管扩张剂反应小。

3.病情的自我评价可以帮助患者进行自我管理

让患者懂得学会自我评价是患者走向自我预防、自我治疗的必要步骤，也是帮助患者了解自己病情，对医生的诊断提供帮助和依据的重要前提，哮喘患者的自我评价同样也是对自身病情的一种把握，对长期的病情发展情况的一种很好的了解，可以使患者更加深刻地明白自己的身体状况，有助于进行药物治疗和日常护理。自我评价是哮喘患者进行自我管理的重要部分。

（五）哮喘治疗知识教育

1.首先让患者明确抗炎治疗是支气管哮喘的关键措施

通过有关支气管哮喘基本知识的教育，患者已经知道了支气管哮喘是由于气道过敏性炎症引起的，包括气道高反应性、气道通气障碍所导致的所有症状均与气道过敏性炎症有关。因此应让患者进一步明确抗气道炎症应是治疗支气管哮喘的关键措施，应向患者介绍具有气道抗炎作用的药物有哪些，并教会患者区别此抗炎治疗与抗细菌性炎症治疗截然不同，前者主要采用色甘酸钠、抗组胺药、吸入性糖皮质激素和特异性免疫治疗等，后者则主要采用各种抗生素，两者是完全不同的两种治疗手段。同时应让患者了解许多止喘药物如 β 受体激动剂、喘乐宁气雾剂、喘康速气雾剂、博利康尼片、克喘素和强力安喘通等药物均是缓解哮喘症状的药物，然而这些药物虽然可以迅速止喘，但只治标不治本，不宜长期应用。通过有效的抗炎措施预防哮喘的发作应是哮喘治疗的上策，止喘药物只是在哮喘急性发作时或经充分的抗炎治疗仍不能控制症状时，作为缓解症状的药物使用。

2.让患者认识缓解期治疗的重要性和长期性

让患者了解支气管哮喘的现代治疗应遵循"预防胜于治疗"的原则，把治疗的重点放在哮喘缓解期来预防哮喘的发作。让患者知道哮喘是一种慢性反复发作的疾病，需要长期治疗。过去绝大多数患者采取临时抱佛脚的态度，仅在哮喘发作时才想起治疗，而哮喘缓解期则不用任何药物。这样疾病反复发作，久而久之就可以引起肺气肿、肺心病等严重并发症。通过缓解期的治疗，可以增强机体素质，提高机体免疫力和气道的御病能力，彻底消除气道内的炎症，从而达到预防哮喘发作的目的。经过一个时期的缓解期治疗，许多患者的病情可以得到长期缓解，从而避免发展成肺气肿、肺心病等。

3.让患者了解缓解期治疗的常用药物的选择和使用

虽然哮喘缓解期的治疗方案主要由医生制订，但患者是治疗方案的主要执行者，所以应当让患者了解哮喘缓解期治疗有哪些药物以及怎样选择使用。用于哮喘缓解期的药物主要包括吸入用色甘酸钠、吸入性糖皮质激素如普米克气雾剂和普米克都保（布地奈德粉吸入剂）、赛特赞（盐酸西替利嗪片）和酮替酚等抗过敏药物，以及特异性免疫治疗药物等。这些药物主要在哮喘缓解期使用，其目的是通过消除气道炎症来预防哮喘的发作，彻底消除气道炎症，因此具有治本作用。首先应该劝告患者去专科医院确定哮喘的严重程度和类型。判断病情的严重程度是相当重要的，通常根据严重程度选择相应的药物，并教授患者（或家属）怎样使用这些药物。

（1）轻度哮喘：首选药物应以吸入用色甘酸钠、尼多考米钠、尼多酸钠和口服抗过敏药物为主，这类药物副作用小，使用安全，特别是色甘酸钠，目前未发现有全身副作用，是一种理想的预防和治疗轻度哮喘的药物。根据我们的临床调查证实，90%以上的轻度哮喘患者，吸入色甘酸钠或口服赛特赞、酮替酚等抗过敏药物可以达到满意的临床疗效，配合特异性免疫治疗可取得更好的疗效。对于偶尔的哮喘发作，可以通过吸入 β_2- 受体激动剂（如喘乐宁气雾剂、喘宁碟等）而得到缓解。

（2）中度哮喘：中度哮喘患者通常哮喘发作较为频繁，过去的治疗通常以应用支气管解痉剂为主，而且许多患者还需间隔一段时间口服泼尼松或静脉滴注地塞米松等激素来控制症状，这样就不可避免地带来一些全身副作用。现代医学的进步已初步摒弃了采用全身激素用药疗法治疗中度哮喘，把普米克气雾剂、必可酮气雾剂、普米克都保粉雾剂等糖皮质激素作为中度哮喘的首选药物。由于吸入性糖皮质激素主要在气道病变部位发挥抗炎作用，很少吸收入血，而且通常局部治疗用量仅是全身用药量的 1/20 左右，一般以不引起全身副作用的剂量即可取得较好的临床疗效，是目前最为理想的治疗中度哮喘的"治本"措施。具体吸入剂量应当由专科医生根据病情确定。根据我们近十年来的数千例临床观察，只要应用得当，95%以上的中度哮喘应用糖皮质激素气雾剂后，哮喘症状完全缓解，恢复正常工作和活动，且未发现全身副作用，如果配合吸入色甘酸钠、特异性免疫治疗，许多患者可以得到长期缓解。应向患者，特别是一些对"激素"有恐惧感的患者讲明气道局部使用激素的必要性和安全性。

（3）重度哮喘：重度哮喘患者往往需要常年口服或静脉使用糖皮质激素类药物，这必然会引起全身严重的副作用，如满月脸、向心性肥胖、水钠潴留、高脂血症、高血压、溃疡病出血、免疫力下降和骨质疏松等。国外研究证实，60%的重症哮喘患者在吸入糖皮质激素后逐渐全部停用了口服或静脉使用糖皮质激素，其余40%的患者也可大大减少全身激素的药量，收到非常显著的临床疗效。

4.让患者充分掌握吸入技术和方法

由于吸入给药治疗哮喘比口服、肌内注射和静脉等途径给药更有效，具有见效快、用量少、副作用少等优点，在疗效相同的情况下，给药量通常仅是肌内注射、口服或静滴剂量的1/30～1/10。所以近年来无论是在哮喘缓解期还是在急性发作期，均把吸入疗法作为主要给药途径。但是吸入方法的正确与否往往是治疗是否成功的关键，如果吸入技术掌握不好则达不到预期的疗效。所以指导患者正确掌握吸入方法和技术非常重要。

（1）应让患者理解吸入疗法的简单原理：临床上最常用的是手控揿压定量吸入剂，如普米克气雾剂、喘康速气雾剂。其次为粉雾剂如普米克都保、博利康尼都保等。研究证实，气雾剂吸入动作的正确与否，从某种意义上讲比气雾剂颗粒的大小更能影响药物在气道中的分布。同位素示踪测定证实，肺功能相似的患者，在每揿吸入量相同的情况下，由于吸入方法和技术的差别，吸入气道中的药量可相差几倍甚至几十倍。因此吸入方法正确与否可以直接影响疗效。正确吸入方法的基本步骤是：摇动气雾剂、仰头、深而缓慢地吸入、屏气和漱口。摇动气雾剂的目的是避免混悬型气雾剂沉淀；仰头的目的是使气道尽量变直，有利于药物进入气道；深而缓慢吸气的目的是通过缓慢而深沉的吸气增加药物吸入量和药物进入气道的深度，研究表明当吸气量每分钟达8L时，药物吸入量明显减少；屏气的目的是增加药物在气道中的滞留时间，增加气道内的沉淀量；漱口的目的是将沉积在口腔中不能发挥作用的药物通过漱口清除体外，减少副作用，研究表明即使患者充分掌握吸入技术，也仅有10%左右的药物进入支气管和肺泡，其余90%则沉积在口腔和咽喉部，因此漱口对防止药物的气道外吸收很有帮助。

（2）向患者讲解吸入方法和步骤：当医生给患者开出任何一种气雾剂或粉雾剂的处方后，均应向患者讲解或示范气雾剂或粉雾剂的正确吸入方法，并要求患者当场演示所学的吸入方法，以判断患者是否已经掌握了正确的吸入技术。

1）首先打开盖，使用前将气雾剂倒置用力摇动，尤其是混悬型气雾剂更应强烈摇动。

2）患者头部后仰，深呼出气，并将气雾剂喷口放在两唇之间，轻轻咬住，并将舌放平。

3）在缓慢吸气的同时，按压吸入器的金属顶，使药物喷出。

4）继续深而缓慢地吸气，然后保持屏气10秒，使药物充分到达并沉积在深部气道，屏气时不要做吞咽动作。

5）最后用凉开水漱口吐掉，准备下次吸入，两次吸入的时间间隔要大于1分钟。

（3）储雾器（Spacer）的配合使用：由于婴幼儿哮喘患者和部分成年患者不能掌握正确的手控揿压定量气雾剂的吸入方法，喷药和吸气动作难以协调配合使药物大部分沉积在口腔内和咽喉部而不能进入气道内的有效部位，导致疗效欠佳。因此许多国家研制了借助各种储雾器进行吸入的方法，取得了较好的疗效。储雾器是一种连接于气雾剂喷口与患者口腔之间的罐式储雾装置，该装置可以使气雾剂喷出的药雾微粒在进入患者的气道之前先在储雾器停留片刻，降低气雾剂喷射的初速度，使患者可以从容地、不需协调地利用1～2次慢而深的吸气吸入药雾。借助储雾器吸入药物主要有以下优点：①可以使患者很容易地正确吸入，使药物能够到达气道的深部。②可使药物吸入气道内的剂量增加数倍。③可以减少药物在口腔内的沉积，从而减少药物的气道外吸收和减少口腔并发症。④可以减少气雾剂引起的咽喉部刺激感和咳嗽。⑤可以使气雾剂中的抛射剂部分挥发。目前已经市售的储雾器有罐形、方形、管形、可折叠形等，应教会患者借助这些储雾器进行药物的吸入。

5.指导患者学会自我处理

患者自我处理的主要内容包括在哮喘缓解期正确执行医生制订的缓解期治疗方案、在哮喘发作时及时而正确地选择和使用止喘药物、掌握与医生联系以及去医院急诊的时机。在前面谈到的指导患者掌握自我评价哮喘的严重程度的主要目的就是为患者的自我处理打好基础，要让患者保持每天至少测定峰流速值1～2次，与正常峰流速值进行比较。如果患者的峰流速值是最佳峰流速值的80%以上，说明哮喘病情处于控制状态，可以继续按缓解期治疗方案用药；如果峰流速值比最佳峰流速值下降20%～50%时，表明病情未能得到有效控制，哮喘有发作的可能，应吸入色甘酸钠等预防药物，并应及时与医生联系改变缓解期治疗方案；当峰流速值比最佳峰流速值下降50%以上时，提示疾病发作，必须立即吸入或口服止喘药物治疗，假如仍不能缓解应当迅速去医院治疗。

医生还应让患者了解哮喘发作的先兆，警惕早期症状，如变应性哮喘发作者可伴有打喷嚏、流清涕、鼻痒等变应性鼻痒的症状，出现这些症状时应及时测定峰流速值，以决定是否应吸入色甘酸钠或止喘药物等；患者自己还可以通过步行 10 级以内的楼梯，根据前后的峰流速值的变化来确定自己活动受限的程度，帮助决定是否需要用药。并要让患者在自我处理的基础上尽可能地去寻找诱发哮喘发作的原因，以去除和避免接触这些诱发因素。应让患者懂得采用环境控制措施常常可以预防或减轻哮喘的发作。应嘱咐患者当进入一个新的环境时要携带止喘药物。如果哮喘患者有自觉症状而峰流速值却正常，说明患者可能有精神紧张，可以采用缓慢而深的呼吸方式使自己放松。如果患者在缓解期治疗期间仍然不能参加运动或症状影响睡眠和日常工作，说明缓解期治疗方案可能需要修正，应及时与医生联系。

6.让患者掌握预防和减轻药物副作用的知识

由于大多数哮喘患者需要长期不断地用药，因此避免或减少药物副作用是非常重要的。医生应让患者认识到治疗哮喘药物的副作用和一些基本的预防措施，以便患者及时自我识别和自我处理。假如出现较严重的副作用，应立即与医生取得联系，在此之前，患者或其家属可先将药物的剂量减少一半或停服下次的剂量，尤其是氨茶碱类药物如剂量过大极易引起中毒反应。若要长期减少药物的剂量，则应与医生商量后决定。避免或减轻药物副作用的最主要措施是尽量改全身用药为吸入给药，这已经成为绝大多数医生的共识，所以临床医师在制订长期治疗方案时应尽量地推荐吸入给药。采用某些方法可以减少药物的副作用，如在吸入糖皮质激素之后漱口可以减少霉菌性口腔炎的发生，借助储雾器吸入可以避免咽喉部的不适，与食物一起服用可以减轻胃肠道的不适等。

7.让患者掌握需去医院急诊的指征

早期识别哮喘加重的目的是早期进行升级治疗。哮喘加重肯定需要加用抗炎症药物治疗或增加剂量。一般应用糖皮质激素类药物，吸入或口服应用。自我治疗哮喘加重的简便易行的方法是应用大剂量吸入性皮质类固醇制剂维持治疗，甚至应用小剂量（如二丙酸倍氯米松 400～500pg/d）也可以。吸入性皮质类固醇的剂量在哮喘加重时，要及早加量 2～4 倍。在哮喘加重的早期，也可同时加用 β 受体激动剂，每日 2～3 次，几天后再按"必要时"应用。有人将支气管哮喘比喻为下陡坡的大卡车，在它刚启动时要停住比较容易，如果等它下了一段速度加快时再刹车就困难了。如果哮喘加重初期就采取适当的治疗措施，哮喘就不会发生严重的发作。一旦出现了严重的哮喘发作，再控制哮喘往往需要更长的时间和更多的药物。有人建议在哮喘发作的早期或哮喘加重前就开始应用治疗药物，如在发生呼吸道感染后估计肯定能诱发哮喘发作的情况下就可进行预防性治疗。哮喘加重还可口服短程皮质类固醇，其应用指征包括哮喘的发作比较严重，吸入皮质类固醇药物不起作用和吸入性皮质类固醇已经用到了最大剂量。口服皮质类固醇的剂量和疗程因人而异，一般建议每天口服泼尼松 25 ～ 50mg，直到症状完全缓解，然后逐渐减量停药。经过教育并且遵守医嘱的患者在家中应备有口服泼尼松。支气管哮喘的发病和死亡最常见的两个原因是不能早期识别哮喘加重或认识到哮喘加重但没有采取措施。后者的原因很多，其中最常见的原因是患者不愿意或延误到医院治疗。哮喘患者要掌握到医院急诊就诊的指征，在家中的自我治疗能力是有限的。

当患者出现以下症状和体征时，应立即到急诊就诊。①趾甲和指甲的甲床和口唇发绀。②呼吸、行走和说话困难。③颈部和肋间肌凹陷，鼻翼翕动。④应用药物控制支气管哮喘加重无效。⑤每次治疗后呼气峰流速值直线下降或降到预计值或最佳值的 50%。让患者掌握哮喘恶化的早期症状显然有困难，但是应使患者了解当其需要使用支气管扩张剂比正常时频繁，或者使用支气管扩张剂疗效持续时间变得短暂，均表明哮喘症状在恶化。当哮喘症状突然加重而不缓解、谈话间断或全身活动受限等症状出现时均提示应尽快去医院急诊。对于以前出现过哮喘持续状态、呼吸衰竭和曾接受过机械通气的患者尤应引起警惕。对于合并肺气肿、肺心病的现症患者也应加以注意。

二、哮喘的预防

哮喘的预防分为三个等级。

一级预防：旨在通过祛除危险因素而预防哮喘。

二级预防：是在无症状时进行早期诊断和治疗，防止哮喘病情发展。

三级预防：积极地控制哮喘症状，防止病情恶化，减少并发症。

哮喘的危险因素及干预措施如下。

哮喘是一种多基因遗传病，其遗传度为 70% ～ 80%，因此遗传是重要的危险因素。如父母双方均为易感患者，其子女也是易感患者的可能性远大于父母仅一方易感者。

1.控制环境促发因素

主要是确定、控制并避免接触各种变应原、职业致敏物和其他非特异性刺激因素。引起过敏最常见的食物是鱼类、虾蟹、蛋类、牛奶等。职业致敏物如甲苯二异氰酸酯、邻苯二甲酸锌、乙二胺、青霉素、蛋白酶、淀粉酶、蚕丝、动物皮屑或排泄物等。此外，非特异性的尚有甲醛、甲酸等。另外，一些特异性和非特异性吸入物也可诱发哮喘。前者如尘螨、花粉、真菌、动物毛屑等；非特异性吸入物如硫酸、二氧化硫、氯、氨等。当气温、湿度、气压和（或）空气中离子等改变时均可诱发哮喘，故哮喘在寒冷季节或秋冬季节改变时发病较多。

2. 精神因素

患者情绪激动、紧张不安、怨怒等，都会促使哮喘发作，一般认为它是大脑皮质和迷走神经反射或过度换气所致。因此应对老年哮喘患者进行心理治疗，加强自我管理、自我放松和自我调整。

3. 避免呼吸道感染

哮喘的形成和发作与反复呼吸道感染有关。哮喘患者机体中可存在针对细菌、病毒、支原体等的特异性免疫球蛋白 E（immunoglobulin E，IgE），如果吸入相应的抗原，则可诱发哮喘。病毒感染可直接损害呼吸道上皮细胞，致使呼吸道反应性增高。有学者认为，病毒感染所产生的干扰素、白细胞介素 –1（interleukin–1，IL–1）使嗜碱性粒细胞释放的组胺增多。因此在日常生活中应注意保持室内空气新鲜、流通。在易感期内，尽量避免出入公共场合。增强自身抵抗力，及时添加衣物，在寒冷季节佩戴口罩。

4. 避免服用会引起哮喘的药物

有些药物可引起哮喘发作，如普萘洛尔等 β 肾上腺素受体拮抗剂。2.3% ～ 20.0% 哮喘患者因服用阿司匹林类药物而诱发哮喘，这类哮喘称为阿司匹林哮喘。因患者常伴有鼻息肉和对阿司匹林耐受低下，又被称为阿司匹林三联征。患者对其他解热镇痛药和非甾体类抗炎药可能也有交叉反应。老年人为治疗心脑血管病常需服用阿司匹林、β 受体拮抗剂，但为避免哮喘发作，应权衡利弊，选择性用药。

5. 戒烟

老年哮喘患者中有吸烟史者占 60% 左右，多数患者在多年吸烟的基础上才形成哮喘。正是由于常年吸烟导致了气道高反应性，从而诱发哮喘，因而老年人应避免吸烟，或尽早戒烟。

6. 社区干预

鼓励患者与医护人员建立伙伴关系；通过规律的肺功能检测客观评价患者哮喘的发作程度；避免和控制哮喘的诱发因素，减少复发；制订哮喘的长期管理用药计划和发作期处理方案；长期、定期随访保健。

7. 饮食保健

第一，忌酒，忌过咸食物。酒和过咸食物的刺激，可以加强支气管的反应，加重咳嗽、气喘、心悸等症状，诱发哮喘。

第二，多吃高蛋白食物，如瘦肉、动物肝脏、蛋、禽肉、大豆及豆制品等，增加热量的摄入，提高抗病力。消化功能不好的人要少食多餐。

第三，多吃富含维生素 A、维生素 C 及钙质的食物。含维生素 A 的食物有润肺、保护气管之功效，如猪肝、蛋黄、鱼肝油、胡萝卜、韭菜、南瓜、杏等；含维生素 C 的食物有抗感染、抗癌、防感冒的功能，如大枣、柚、番茄、青椒等；含钙食物能增强气管抗过敏能力，如猪骨、青菜、豆腐、芝麻酱等。

第四，根据自己平日身体状况，针对性地选择食物。如痰多、食少、舌苔白，宜选食南瓜、莲子、山药、糯米、芡实等来补脾；如四肢发冷、小便清长、腰酸，宜选麻雀肉、胡桃、牛睾丸、羊肉来补肾；如多汗、易感冒，宜选食动物肺、蜂蜜、银耳、百合来补肺。

三、哮喘的治疗

尽管哮喘尚不能根治，但坚持长期规范化治疗可使哮喘症状得到良好的控制，减少复发甚至不再发作。

（一）治疗目标

（1）有效控制急性发作症状并维持最轻的症状，甚至无任何症状。

（2）防止哮喘的加重。

（3）尽可能使肺功能维持在接近正常水平。

（4）保持正常活动（包括运动）的能力。

（5）避免哮喘药物治疗过程中发生不良反应。

（6）防止发生不可逆的气流受限。

（7）防止患者因哮喘死亡，降低哮喘病死率。

（二）哮喘防治基本临床策略

（1）长期抗炎治疗是基础，首选吸入肾上腺皮质激素。

（2）应急缓解症状的首选药物是吸入性 β_2 受体激动剂。

（3）对于规律吸入肾上腺皮质激素后病情控制不理想者，宜加用吸入性长效 β 受体激动剂，或缓释茶碱，或白三烯调节剂（联合用药）；亦可考虑增加吸入激素量。

（4）对于重症哮喘患者，经过上述治疗仍长期反复发作时，可考虑强化治疗，即按照严重哮喘发作处理（给予大剂量激素等治疗），待症状完全控制、肺功能恢复至最佳水平和呼气峰速值波动率正常后 2～4 天，逐渐减少激素用量。部分患者经过强化治疗后病情控制理想。

（三）综合治疗措施

（1）消除病因和诱发原因。

（2）防治并发症，如过敏性鼻炎、反流性食管炎等。

（3）免疫调节治疗。

（4）经常检查患者吸入性药物的使用是否正确和对医嘱的依从性。

（四）哮喘的中医治疗药方

"发时治肺，平时治肾"，意指发作期着重定喘降逆以控制症状，缓解期补肾培本以防止复发。如何根治，使其不发，是目前治疗本病的难题。下列选方仅供临证应用时参考。

1. 方一

[主治] 支气管哮喘或喘息性气管炎急性发作者。

[方药] 炙麻黄、炙甘草、杏仁各 10g，地龙、牡荆子各 15g。

[用法] 每日 1 剂，煎两遍和匀，分 3 次服。若痰黄黏、发热者加炒黄芩、鱼腥草（后下）各 15g，生石膏（先下）30g。

[编按] 本方系解放军总医院中医科原主任陈树森教授之经验方。诸药相伍，具有宣肺定喘之功效。据报道，某患者男性，而立之年，哮喘冬季发作 3 年，受凉后发作，不能平卧，夜间尤甚，痰稀白。给予本方服两天后哮喘减轻，5 天后缓解[①]。

2. 方二

[主治] 支气管哮喘。症见哮喘反复发作，发作昼轻夜重，不得平卧，咳痰不多或咳痰黏稠，鼻塞多嚏，舌质红、苔腻。

[方药] 炙麻黄、麻黄根、甘草各 4.5g，苦杏仁、桃仁、郁李仁、白果仁、百部、款冬花、辛夷、苍耳子各 9g，车前草 15g。

[用法] 每日 1 剂，水煎服。并可随症加减。

[编按] 本方具有调气降痰、脱敏平喘之功效。某患者，男性，33 岁，哮喘反复发作 3 年，每年秋冬季发作频繁，发则昼轻夜重，不得平卧，咳痰不多，鼻塞多嚏，舌苔净，脉弦细。用本方加减，服 7 剂后哮喘控制，调治半年，哮喘再无发作。

3. 方三

[主治] 哮喘。中医辨证属肺脾两虚、痰饮阻肺者。

[方药] 炙麻黄 6 ~ 10g，杏仁、炒苏子、莱菔子、制半夏各 10g，化橘红 12g，茯苓 15g，白芥子 3 ~ 6g，茶叶 6 ~ 12g，诃子 6g，甘草 5g。

[用法] 每日 1 剂，水煎分两次服；病情较重者，每日 1.5 剂，分 3 次服。

---

① 陈树森.陈树森医疗经验集粹 [M]. 北京：人民军医出版社，1989：69.

[编按]此方乃北京中日友好医院焦树德教授经验方,由二陈汤、三子养亲汤加麻黄、杏仁组成,共具化痰蠲饮、降气平喘、兼益肺脾之功效。全方标本兼顾,常服而不伤正[①]。

4.方四

[主治]肺热咳喘。凡咳嗽喘满,胸高气逼,痰黄稠,舌苔黄腻,脉弦滑等症均治。

[方药]鱼腥草(后下)30g,炙麻黄、葶苈子(包煎)、杏仁、前胡、黄芩、枳壳各10g,胆南星、甘草各6g。

[用法]将上药按处方剂量比例,10剂至数十剂,加水浸过药面2～4cm,煮沸半小时,滤渣取汁,将药渣再如法煎1次,去渣,将两煎药汁合并,低温浓缩成浸膏剂。每日1剂,分2次服。

[编按]本方为江西中医药大学附属医院(江西省中医院)黄如玉教授之经验方。具有清热化痰、宣肺定喘之功效。用于痰热壅肺、肺失宣降之咳喘实证,甚为合拍,唯所选诸药,攻邪力雄,体弱肾虚者需慎之。[②]

5.方五

[主治]咳喘。症见虚喘,每遇晚秋发之,稀涎颇盛,面部及四肢浮肿,大小便不自禁,呼吸气急,痰声漉漉而不得安卧,脉细而滑,左尺较数。

[方药]五味子6g,沙参4.5g,百合、炙款冬花、合欢皮、杜仲炭各15g,紫菀、炙何首乌、茯苓、石斛各12g,天花粉、黄柏、煨石莲子肉、山药各9g,生牡蛎(先煎)18g,沉香(研细冲服)1.2g,黑锡丹(化服)2.4g。

[用法]每日1剂,水煎服。

[编按]此乃北京四大名医之一孔伯华先生经验方。本方适于脾肾两虚、肺阴亦损、肺失肃降、肾不纳气、脾运失职所致咳喘症,可收滋阴补肾、纳气平喘之功效[③]。

6.方六

[主治]慢性虚性之喘证、呛咳,如慢性支气管炎、肺气肿、心源性哮喘及支气管哮喘久治不愈者。

[方药]红人参、紫河车、川贝母、麦冬、北沙参、钟乳石、炙款冬花各20g,蛤蚧1对,化橘红10g,五味子15g。

① 焦树德.焦树德临床经验辑要[M].北京:中国医药科技出版社,1998.

② 杜怀棠.中国当代名医验方大全[M].石家庄:河北科学技术出版社,1990.

③ 黄荣宗,阮时宝,吴大真,等.名医妙方精华千首[M].北京:北京科学技术出版社,1991.

[用法]上药研极细末。每次 3g，每日 2 次（或装胶囊，每服 6 粒）。

[编按]本方乃江苏省南通市中医院朱良春主任医师经验方，为脾肾阴阳双补之剂，适用于咳喘日久、脾肾俱虚、虚多邪少之咳喘证。若有表邪，当先解表祛邪后，继续服用。全方配伍合理，补而不腻，温而不燥，可以久服，对慢性咳喘之缓解期最为适宜 [①]。

7. 方七

[主治]支气管哮喘缓解期，慢性气管炎伴有肺气肿。

[方药]生晒参（如用党参，剂量加倍）、炙麻黄（去节）、生姜各 60g，蛤蚧 2 对，杏仁 100g，炙甘草 50g，大枣（去核）120g，白果肉 20 枚。

[用法]将生晒参另煎，收膏时冲入；蛤蚧去头足，研末冲入收膏；余药加水浸泡一宿浓煎 3 次，去渣，滤取 3 次清汁混合均匀，再浓缩，加入冰糖 500g，收膏装瓶备用。每日早晚各服一食匙，开水冲服。不分男女老幼，常年均可服用。

[编按]本方系上海市第二人民医院董漱六主任医师积多年之经验，自拟参蛤麻杏膏，对哮喘缓解期和慢性支气管炎伴有肺气肿患者属于阳气虚者，服之确有良效。本方以扶正固本为主，兼以祛邪平喘，对阴虚有热者实非所宜 [②]。

四、哮喘的护理

（一）针刺法

1. 发作期

取穴：膻中、天突、尺泽、定喘。寒哮加风门、列缺；热哮加鱼际、丰隆。

方法：毫针刺法，用泻法，留针 30 分钟。每日 1 次,7～10 次为 1 个疗程。

2. 缓解期

取穴：肺俞、脾俞、肾俞、膏肓、定喘、太渊、太溪、足三里。肺气虚者加气海，脾肾气虚者加阴谷、关元、命门。

方法：毫针刺法，用补法，留针 30 分钟。每日 1 次,7～10 次为 1 个疗程。

（二）穴位按摩法

1. 发作期

取穴：对屏尖、大椎、风门、肺俞、天突、中府、膻中、曲池、孔最、丰隆、太白。

① 朱良春.走近中医大家：朱良春.[M].北京：中国中医药出版社，2008.

② 董漱六.秦伯先生膏方选集 [M].上海：学林出版社，1988.

方法：术者指压定喘、大椎、风门、肺俞、曲池、孔最、丰隆、太白，以患者酸胀得气为度，用轻柔的指压法按揉天突、中府、膻中，每穴 1～2 分钟。

2. 缓解期

取穴：对屏尖、肺俞、心俞、脾俞、肾俞、天突、中府、膻中、气海、关元、孔最、足三里、丰隆。

方法：术者指压定喘、肺俞、心俞、脾俞、肾俞、气海、关元、孔最、足三里、丰隆，以患者酸胀得气为度，用轻柔的指压法按揉天突、中府、膻中，每穴 1～2 分钟。

（三）耳穴埋豆法

1. 发作期

取穴：平喘、下屏尖、肺俞、神门、皮质下。

方法：王不留行籽贴压，垂直施压或对指按压，每日 3～5 次，每次按压 2～3 分钟，双侧耳穴轮换，每 3～5 天轮换 1 次，5～7 次为 1 个疗程。

2. 缓解期

取穴：平喘、下屏尖、肺俞、神门、皮质下、内分泌、肾俞、脾俞。

方法：每次选 3～5 穴，王不留行籽贴压，垂直施压或对指按压，每日 3～5 次，每次按压 2～3 分钟，双侧耳穴轮换，每 3～5 天轮换 1 次，7 次为 1 个疗程。

（四）敷药法

药物：遵医嘱，常用药物如炙白芥子 21g，延胡索 21g，甘遂 12g，细辛 12g。

取穴：肺俞、心俞、膈俞（皆双侧）。

方法：将上药共研细末，制成散剂，装瓶中备用。以上为一人 3 次用量，在夏季三伏天使用。每次取 1/3 药量，加生姜汁调成糊状，并加麝香少许，分摊在 6 张直径约 5cm 的油纸上，贴敷于双侧肺俞、心俞、膈俞，最后用胶布固定。一般贴敷 4～6 小时，若敷后局部有烧灼疼痛难忍感，可提前取下。若局部只有发痒、发热等感觉，可延长贴敷时间，或等药物干燥后再取下。每隔 10 天贴敷一次，即初伏、中伏、末伏各 1 次。一般连续贴敷 3 年。

（五）刮痧法

1. 发作期

取穴：大椎、定喘、肺俞、天突、膻中、中府及前胸、尺泽、曲池及上肢内侧、列缺。

方法：先刮颈部大椎，背部定喘、肺俞，然后刮天突、中府、膻中及前胸，再刮上肢内侧，重刮尺泽、曲池，最后重刮列缺。刮拭方法：泻法。

2.缓解期

取穴：定喘、风门、肺俞、脾俞、肾俞、志室及腰部、太渊及前臂内侧、足三里。

方法：先刮背部定喘、风门、肺俞、脾俞、肾俞、志室及腰部，再刮前臂内侧，重刮太渊，最后刮下肢足三里。刮拭方法：补法。

第四章　神经系统疾病的防治与护理

第一节　偏头痛的防治与护理

一、偏头痛基础知识

（一）概述

偏头痛是临床最常见的原发性头痛类型，临床以发作性中重度、搏动样头痛为主要表现，头痛多为偏侧，一般持续 4 ～ 72 小时，可伴有恶心、呕吐，光、声刺激或日常活动均可加重头痛，安静环境、休息可缓解头痛。偏头痛是一种常见的慢性神经血管性疾患，多起病于儿童和青春期，中青年期达发病高峰，女性多见，男女患者比例约为 1 :（2 ～ 3），人群中患病率为 5% ～ 10%，常有遗传背景。

（二）偏头痛的危害

偏头痛频繁发作将影响患者的生活和工作，最直接的就是影响睡眠，因为睡眠不足，白天就没有精神，工作也大受影响。而且有部分患者常常是一工作就发作，严重影响工作效率。同时，人久患头痛，性格发生变化，往往性情变得暴躁。又因为久治不愈，生活受到重大影响，心理脆弱，丧失信心，时间长了对人的心脑血管将产生不利影响，临床上头痛发作后脑血栓、高血压、脑出血也较常见。

（三）偏头痛的发病原因

1. 生活习惯诱因

精神心理压力大，情绪抑郁或情绪变化剧烈，饮食不当，过度锻炼，睡眠不规律等均可诱发偏头痛。

2. 药物诱因

口服血管扩张药、避孕药、激素替代类药，频繁使用麦角胺、阿片类药、曲坦类药及其他单一成分止痛药（巴比妥、咖啡因、异辛烯胺）可引发偏头痛。

3.气候诱因

风、寒、湿、热等气候及剧烈的天气变化易诱发偏头痛。湿热易使人情绪波动、烦躁、食欲减退，导致气血运行障碍，而引发偏头痛。风寒易损伤人体阳气，引起经脉闭阻，而引发偏头痛。

4.环境诱因

海拔高度的突然变化，短时间内从一个时区到另一个时区，强光、噪声刺激，空气污染，电磁辐射也可引发偏头痛。

5.女性生理诱因

女性月经来潮时，常见头痛发作，绝经后、妊娠期头痛减轻。

（四）偏头痛临床分类

偏头痛表现为一侧头部一跳一跳的疼痛，并逐渐加剧，直到出现恶心、呕吐后，感觉才会有所好转，在安静、黑暗环境下或睡眠后头痛缓解。在头痛发生前或发作时可伴有神经、精神功能障碍。

1.典型性偏头痛

多数患者呈周期性发作，女性多见。发病前大部分患者可出现视物模糊、闪光幻视、盲点、眼胀、情绪不稳，几乎所有患者都怕光，数分钟后即出现一侧性头痛，大多数以前额部、颞部、眼眶周围、太阳穴等部位为主。可局限某一部位，也可扩延整个半侧，头痛剧烈时可有血管搏动感或眼球跳动感。疼痛一般在 $1\sim2$ 小时达到高峰，持续 $4\sim6$ 小时或十几小时，重者可历时数天，患者头痛难忍，十分痛苦。

2.普通型偏头痛

普通型占 80%，比较常见，发病前可没有明显的先兆症状，也有部分患者在发病前有精神障碍、疲劳、哈欠、食欲减退、全身不适等表现，女性月经来潮、饮酒、空腹饥饿时也可诱发疼痛。头痛多呈缓慢加重，疼痛部位可为一侧或双侧，也有的为整个头部，疼痛的程度也较典型性偏头痛轻。

3.丛集性偏头痛

其特点是没有先兆症状，每次发作的时间大致相同，头痛常突然开始，持续 $30\sim120$ 分钟，在一天内可发生多次，临床表现有眼眶发胀、流泪、眼结膜充血、鼻塞、出汗、痛侧颜面部烧灼感等，典型病例可见头皮血管增粗、弯曲等。

除以上三种常见偏头痛外，还有家族偏瘫性偏头痛、腹痛性偏头痛、神经精神性偏头痛、基底动脉性偏头痛等等。

（五）偏头痛的检查和诊断

1.脑电图检查

一般认为，偏头痛患者无论是在发作期或间歇期，脑电图的异常发生率皆比正常对照组高。小儿偏头痛脑电图的异常率较高，达 9%～70% 不等。

2.脑血流图检查

患者在发作期和间歇期脑血流图的主要变化是两侧波幅不对称，一侧偏高或一侧偏低。

3.脑血管造影检查

只有在严重的头痛发作，高度怀疑是否为蛛网膜下隙出血的患者才进行脑血管造影，以期除外有颅内动脉瘤、动静脉畸形等疾患。

4.免疫学检查

一般认为偏头痛患者的免疫球蛋白 IgG、IgA 和 E 花环形成率可较正常人偏高。

5.血小板功能检查

偏头痛患者的血小板聚集率可升高。

二、偏头痛的预防

目前无特效治疗方法可根除偏头痛，最有效的预防方法是避免诱发因素：第一，远离酪氨酸类食物。酪氨酸是造成血管痉挛的主要诱因，易导致头痛发作，这类食物包括奶酪、巧克力、柑橘类食物，以及腌渍沙丁鱼、鸡肝、西红柿、牛奶、乳酸饮料等。避免服用血管扩张剂等药物。第二，减少饮酒。所有酒精类饮品都会引发头痛，特别是红酒含有更多诱发头痛的化学物质。如果一定要喝，最好选择伏特加、白酒这类无色酒。第三，避免强光线的直接刺激。如避免直视汽车玻璃的反光，避免从较暗的室内向光线明亮的室外眺望。避免对视光线强烈的霓虹灯。第四，学会减压。放松心情，如选择泡温水浴可以避免头痛。第五，规律运动。对有偏头痛的人来说，着重呼吸训练（如瑜伽、气功），可帮助患者稳定自主神经系统，减缓焦虑、肌肉紧绷等症状。第六，生活规律。营造安静的环境，维持规律的作息，即使在假日也定时睡觉和起床。

三、偏头痛的有效治疗

偏头痛治疗目的除解除急性头痛发作症状外，需尽量防止或减少头痛的反复发作。

（一）急性发作的治疗

应在安静避光的室内休息。轻者可服用一般的镇痛剂和安定剂，多数可获得症状缓解。麦角胺对部分患者有效，它是5-羟色胺（5-HT）受体的激动剂，也有直接收缩血管作用。偏头痛持续状态和严重偏头痛可口服或肌内注射氯丙嗪（1mg/kg）或静脉滴注促肾上腺皮质激素（ACTH）50U（置于500mL葡萄糖水内）或口服泼尼松10mg，每日3次。

（二）特殊类型偏头痛的治疗

1.难治性严重偏头痛

主要涉及偏头痛持续状态，头痛常不能为一般的门诊治疗所缓解。这类患者常需收入急症室观察或住院，以纠正患者存在的生理障碍，如脱水等。

2.关于妊娠妇女的治疗

建议给予地美罗酸注射剂或片剂，并应限制剂量。还可应用泼尼松，其不易穿过胎盘，在妊娠早期不损害胎儿，但不宜应用太频繁。如欲怀孕，最好尽最大可能不用预防性药物并避免应用麦角类制剂。

3.关于儿童偏头痛

儿童偏头痛用药的选择与成人有很多重叠，如止痛药物、钙离子通道拮抗药、抗组胺药物等。

四、偏头痛的中医保健

偏头痛是一种血管性头痛，头部一侧疼痛甚剧，以阵发性刺痛、跳痛为主，甚至可引起眼疼、牙疼。西医认为，本病是脑血管舒缩功能发生障碍，脑血管时而痉挛时而扩张所致。中医所说的"头风"，就是指偏头痛。中医认为，本病实为肝、肾、脾虚，加之受风邪侵扰头部，于是发病。治疗时，宜养血祛风，化瘀通络。

（一）刮痧调理

偏头痛的治疗和调理，可用以下刮痧方法：先点揉头部翳风、头维、太阳三穴，各5分钟，手法不宜过重；然后刮前臂合谷穴、列缺穴，重刮，可用刮板角部刮拭；再刮下肢阳陵泉穴至足三里穴，宜用刮板角部重刮，出痧为度；最后重刮血海穴，宜用刮板角部重刮，出痧为度。

（二）保健方法

（1）尽可能多休息：找一个安静幽暗的房间躺下来睡一觉，但避免睡得过多，以免睡醒后反而出现头痛。

（2）平躺着睡：睡眠姿势怪异或趴着睡（腹朝下），皆会收缩颈部肌肉，进而引发头痛。而平躺的睡姿则有利于缓解头痛。

（3）冷敷与热敷：有些人喜欢在额头及颈部冷敷，这种方法对许多人有效；而另一些人则偏好热敷颈部或洗热水澡。当头痛发作时可以根据情况用热敷或冷敷袋覆盖额头，并按摩太阳穴以减轻头痛。这是偏头痛的家庭治疗方法之一。

（4）戴头带：偏头痛发作时，在头上绑一绷带，可减少流向头皮的血液，因而减轻偏头痛。

（5）保护眼睛：刺眼的光线，如阳光、电视荧幕等，会使人眯眼，产生眼睛疲劳，最后引发头痛。当要外出时，记得戴太阳眼镜。如果在电脑前工作，要隔上一段时间就休息一会儿。

（6）少喝酒，少吃盐，少喝咖啡，少吃巧克力。这些都可造成血管扩张，引发偏头痛。

（7）准时用餐：省略或延迟用餐皆可能引起头痛。错过一餐，会引起肌肉紧绷，而当血糖因缺乏食物而降低时，脑部的血管会收缩，当再度进食时会使这些血管扩张进而引发头痛。

（8）要进行适当的体育活动，保持愉快平和的情绪等。

（三）治疗偏头痛的中医药方

1.葛根二白汤

葛根 30g，白芍 20g，柴胡、钩藤（后下）各 15g，白芷、川芎、土鳖虫各 10g。上药加水煎两次，混合两煎所得药汁，备用。每日 1 剂，上、下午分服。12 日为 1 个疗程。此方祛风平肝，活血通络。适用于偏头痛。

2.柴胡细辛汤

柴胡、当归、泽兰、川芎、制半夏、土鳖虫、丹参各 10g，细辛、黄连、薄荷（后下）各 6g。上药加水煎两次，混合两煎所得药汁，备用。每日 1 剂，每隔 4 小时服一次。此方可补血活血，化瘀逐风，清热燥湿。适用于偏头痛。

3.香芎散

香附子（炒）、川芎、石膏（水飞）、白芷、甘草、薄荷各 30g。上药共研为细末，装瓶备用。每次取药末 6g，以清茶送服。此方散瘀止痛。适用于偏头痛。

4.颅宁汤

当归、生地黄各 15g，白芍 20g，白芷、防风、蝉蜕、川芎、柴胡、甘草各 10g。上药加水煎两次，混合两煎所得药汁，备用。每日 1 剂，分两次服用。14 日为 1 个疗程。此方养血补血，活血化瘀，柔肝解郁，祛风散邪。适用于偏头痛。

第二节　三叉神经痛的防治与护理

一、三叉神经痛基础知识

（一）概述

三叉神经痛，中医学称为"面痛""偏头痛"。临床表现为三叉神经分支范围内反复出现的阵发性、闪电样、刀割样、火灼样疼痛，无感觉缺失，检查无异常。本病多发生于40岁以上中老年人，尤以女性为多。原因不明。中医学认为病因与头痛基本一致，多由风寒、风热阻络，或肝火上逆、气虚痰阻等因所致。

三叉神经痛，仅限于三叉神经感觉分布区内，不扩散至后头部。一般分为发作期与缓解期。发作期起病急骤，疼痛剧烈，为阵发性，痛如刀割、锥刺、火灼、电击样，其来去突然，持续时间仅几秒至几分钟。多深夜发作，可将患者从熟睡中痛醒。疼痛可因触及面部某一点（如谈笑、刷牙、洗脸时）而诱发，该处称为扳机点。通常多发于三叉神经的第2支与第3支，单发于第1支者较少见。疼痛多于上下唇、鼻翼、眼眶等处开始，向外放射。在发作数周或数月后常可自行缓解数月或数年。病期越长，发作越剧烈，缓解期越短。

（二）三叉神经痛的病因及发病机制

原发性三叉神经痛病因不清，继发性三叉神经痛可由肿瘤、血管畸形、血管瘤、病毒感染等引起。绝大多数三叉神经痛患者有机械压迫，常出现于三叉神经离开脑桥穿过蛛网膜下隙进入梅克尔（Meckel）孔处。最常见的是三叉神经被动脉（通常是小脑上动脉）压迫，但偶尔有小脑后下动脉、椎动脉和小脑下前动脉的压迫。一些患者被发现有静脉横跨，甚至穿过三叉神经，少数为三叉神经被动静脉畸形或肿瘤压迫。在三叉神经根部，血管侵害的范围和面部疼痛相关联。当观察三叉神经的第2、第3分支引起的疼痛时，常发现神经的吻端和前部被小脑上动脉压迫；如果第1分支痛出现，最常发现的是三叉神经根的尾部或后部出现交叉压迫，常由小脑下前动脉压迫引起。

（三）三叉神经痛的临床表现

①疼痛部位：常发生于面部不同区域，单侧，发病区少有或无感觉缺失，并且疼痛局限于三叉神经范围，分布区以前额或面部、右侧为多。②疼痛性

质：疼痛呈现闪电样浅表而尖锐的剧痛，常被描述为刀剜样、电灼样、火烧样或撕裂样。③疼痛程度：极为剧烈，疼痛发作时表情异常痛苦。④发作情况：单侧，突发突止，两次发作间歇期无疼痛；多数患者发作日趋频繁，也有数周到数年的缓解期，但很少有自愈者。疼痛的持续时间数秒钟到 3～5 分钟甚至数十分钟。⑤伴随症状：有面部潮红、流泪、流涕、流涎等。⑥扳机点：约有 1/3 以上患者在面部三叉神经分布区某一区域特别敏感，稍加触碰就可引起疼痛发作，此区域称"扳机点"，其常位于疼痛受累支别所支配的范围内，如唇、鼻旁、口角、颊部、牙龈及舌等部位。

二、三叉神经痛的预防

三叉神经痛是神经性疾病中很严重的一种病症，该病发作时会使患者的头部和脸部产生剧烈疼痛。三叉神经痛的病程呈周期性发作，每次疼痛发作时间由开始数秒到 1～2 分钟，即骤然停止。每次发作周期可持续数周至数月，以后症状常可逐渐减轻而消失或明显缓解（数天至数年）。在此缓解期间患者往往期望不再发作，但过一段时间后，剧痛重又发作，自行痊愈的机会很少，而且越发频繁，疼痛程度亦随之加重，但此病无直接危及生命之虞。那么预防三叉神经痛都有哪些方法？

第一，慢跑法：每天慢跑 15 分钟，对祛病延年、康复保健大有好处。

第二，适当参加体育运动，锻炼身体，增强体质，如打太极拳、散步等都有助于预防三叉神经痛。

第三，保持心情舒畅，切忌冲动、发怒或郁郁寡欢。树立治疗疾病的信心及战胜疾病的决心，积极配合医生治疗。

第四，防止一切诱发疼痛的因素，做好三叉神经痛的预防。如洗脸、刷牙、修面、理发、吃饭等动作要轻柔，尽量避免刺激扳机点。刮风时最好不要出门，寒冷天应注意保暖，外出时一定要戴口罩，避免冷风直接刺激面部。

第五，进食较软的食物，因咀嚼诱发疼痛的患者，则要进食流质或半流质饮食，如面条、鸡蛋羹、米粥等。切不可吃油炸物、硬果类等令人咀嚼费力的食物；不吃不闻刺激性的调味品如姜粉、芥末等，以防因打喷嚏而诱发三叉神经痛发作；不喝酒，不抽烟，不饮咖啡等。

第六，每日生活、饮食要有规律，保证足够的睡眠和休息，避免过度劳累。

三、治疗三叉神经痛的中医药方

（一）颅痛宁汤

[组成] 川芎、荜茇、白芷、花椒各 50g。

[用法] 水煎服。每日 1 剂，日服两次。

[功效] 祛风散寒，通经止痛。

[主治] 三叉神经痛（风寒阻络型）。

[附记] ①加减：证偏热者加胆南星 10g，栀子 15g；证偏寒者加细辛 5g，制川乌 15g。②效果：用本方治疗 200 例三叉神经痛患者，平均疗程为两周，大部分患者得以治愈或明显好转，总有效率为 90%。追访 1 年以上者 150 例，除 18 例复发外，其余均疗效巩固。实践证明，本方对治疗血管性头痛、心绞痛、末梢神经炎等亦有一定的疗效。

（二）加味二白汤

[组成] 白芍、川芎、南沙参各 30g，蔓荆子、白芷、细辛各 10g，甘草 8g。

[用法] 水煎服。每日 1 剂，日服 3 次。

[功效] 活血柔肝，祛风止痛。

[主治] 三叉神经痛。

[附记] ①加减：左侧头痛者加黄芪 25g；右侧头痛者加当归 15g。②效果：有人用本方治疗 110 例三叉神经痛患者，痊愈 97 例，显效 10 例，有效 3 例，总有效率为 100%。

（三）加味芍药甘草汤

[组成] 白芍 50g，细辛 10g，木瓜 12g，白芷 15g，酸枣仁 20g，炙甘草 30g。

[用法] 水煎服。每日 1 剂，日服两次。

[功效] 柔肝缓急，祛风止痛。

[主治] 三叉神经痛。

[附记] 笔者用本方治疗 50 例三叉神经痛患者，痊愈 45 例，显效 2 例，有效 2 例，无效 1 例，总有效率为 98%。

（四）延胡二白汤

[组成] 白芍 50g，川芎 15g，白芷 30g，延胡索 20g，甘草 10g。

[用法] 水煎服。每日 1 剂，日服 3 次。

[功效] 柔肝缓急，祛风止痛。

[主治] 三叉神经痛，偏头痛。

[附记]笔者经验方。若痛甚者，可加蜈蚣3条，全蝎3g，共研细末，分2或3次，随汤冲服。用本方治疗三叉神经痛50例，偏头痛30例。全部有效，治愈率均在70%以上。

（五）归芎汤

[组成]当归50g，川芎35g，辛夷、何首乌、白菊花、蔓荆子各15g，细辛5g，白芷10g，全蝎1g。

[用法]每日1剂，水煎服，日服两次。

[功效]活血祛风，清肝泻火，通络止痛。

[主治]三叉神经痛。

[附记]屡用效佳。

四、三叉神经痛的食疗与按摩

（一）三叉神经痛的食疗

1.预防食疗方

方一：香蕉两只，冰糖适量。香蕉去皮，加冰糖适量，隔水蒸熟。

方二：绿茶100g，醋10g。用绿茶煎取浓汁300g，每次服100g，加醋10g热饮。

方三：白菜根茎头1个，绿豆芽30g。将白菜头洗净、切片，与绿豆芽同煮，渴饮。

方四：干蒲公英60g，大米100g。蒲公英洗净、切碎，煎取药汁去渣，和大米同煮成粥。

2.有效缓解食疗方

方一（绿豆鸡蛋糖水）：绿豆100g，鸡蛋1个，冰糖适量。绿豆洗净、捣碎，入锅煮至烂熟，把鸡蛋打入绿豆汤里，搅匀，稍凉后一次服完，连服2～3天。

方二（黄芪芹菜肉饺）：黄芪15g，僵蚕6g，蜈蚣2条，血竭3g，瘦猪肉馅、芹菜、面粉各500g。将上药焙干研粉；芹菜洗净，在沸水中焯透，切碎末，用布袋装好，挤出菜汁待用；肉馅中放入中药粉、芹菜、精盐、酒、味精、胡椒粉，拌匀后加鸡蛋清做馅；面粉用芹菜汁和好揉至光滑，擀成圆薄皮子，加馅逐个包成饺子，煮熟后即可服食。

（二）三叉神经痛的自我按摩

（1）双手拇指指腹放在同侧翳风穴，其余四指附在面部两侧，揉按1分钟左右。可镇静止痛，明目开窍。

（2）双手拇指放在同侧颊车穴上，用力揉按1分钟左右。可解痉止痛，消肿除烦。

（3）双手食指或中指分别放在同侧下关穴上，用力揉按1分钟左右。可疏风清热，解痉止痛。

（4）除拇指之外的四指并拢，紧贴前额正中，拇指分别紧贴于后，沿两眉毛用力向外推至鬓发处，反复推10～15次。可活血通络，清脑镇痛。

（5）两手拇指指腹分别放在同侧风池穴上，其余四指附于头部两侧。用力揉按1分钟左右，动作需由轻渐重。可疏风清热，开窍镇痛。

（6）一手中指和拇指指尖，放在对侧外关穴和内关穴，对合用力按压1分钟左右，双手交替进行。可和胃理气，安神镇痛。以上手法每日做2～3遍，手法以穴位有酸胀感为度。

第三节　坐骨神经痛的防治与护理

一、坐骨神经痛基础知识

（一）概述

坐骨神经痛是指坐骨神经径路及其分布区域的疼痛，即在臀部大腿后侧、小腿后外侧和足外侧的疼痛。若疼痛反复发作，日久会出现患侧下肢肌肉萎缩，或出现跛行。按病因分为原发性坐骨神经痛和继发性坐骨神经痛，前者即坐骨神经炎，临床上少见，往往与体内感染源有关；继发性坐骨神经痛，最常见的病因是腰椎间盘脱出，还有椎管狭窄，肿瘤，结核，妊娠子宫压迫，蛛网膜炎等。本病是常见病，好发于青壮年男性，体力劳动者发病率高，多单侧发病。起病通常急骤，但也有缓慢的。

（二）坐骨神经痛的危害

坐骨神经痛并不是一种病，而是一种由其他疾病引起的症状，危害是非常大的。原发性坐骨神经痛多与受寒和感染有关，会和肌炎、肌纤维组织炎等一起产生，以单侧为多见，严重的可能致残。而继发性坐骨神经痛大都是由于邻近结构的病变所引起的，患者疼痛难忍，久而久之会造成脊柱侧弯，影响到正常的站姿和坐姿。

（三）坐骨神经痛的发病原因

坐骨神经痛是由于邻近病变压迫或刺激所引起。受压部位在神经根就称为根性坐骨神经痛，也是最为常见的坐骨神经痛，通常是由腰椎间盘突出引起的，其他病因有椎管内肿瘤、椎体转移病、腰椎结核、腰椎管狭窄等；受压部位在神经干就称为干性坐骨神经痛，由骶髂关节炎、盆腔内肿瘤、妊娠子宫压迫、髋关节炎、臀部外伤、糖尿病等所致。另外还有一些患者是在受凉后或在潮湿的环境中久居而发病，属于原发性坐骨神经痛。

（四）坐骨神经痛的临床表现

本病男性青壮年多见，近些年来尤其常见于做办公室工作和使用电脑时间过长的人群。病症多为单侧，疼痛程度及时间常与病因及起病缓急有关。

（1）多数患者表现为单侧发病。即先出现一侧腰部及臀部疼痛，然后疼痛向大腿后侧腘窝、小腿外侧及足外踝部扩散。

（2）疼痛发作时，如刀割样、针刺样或烧灼样。常常因弯腰、咳嗽、用力排便等动作而加重疼痛。

（五）坐骨神经痛的诊断和辨识

1.坐骨神经痛的诊断

主要根据疼痛的部位、性质和加重的因素，坐骨神经径路上有压痛、神经根牵拉征及神经受损体征，引起坐骨神经痛的疾病的相应症状、体征及辅助检查所见等综合诊断。

2.识别腰椎间盘突出引起的坐骨神经痛

患者常有较长期的反复腰痛史，或重体力劳动史，常在一次腰部损伤或弯腰劳动后急性发病。除典型的根性坐骨神经痛的症状和体征外，并有腰肌痉挛，腰椎活动受限和生理前屈度消失，腰椎间盘突出部位的椎间隙可有明显压痛和放射痛。X线摄片可有受累椎间隙变窄，CT检查可确诊。

二、坐骨神经痛的预防

许多坐骨神经痛患者都可清楚地诉述发病是与一次突然的腰部"扭伤"有关，如发生于拎举重物、扛抬重物、长时间的弯腰活动或摔跌后。因此，当需要进行突然的负重动作前，应预先活动腰部，尽量避免腰部"扭伤"，平时多进行强化腰肌肌力的锻炼，并改善潮湿的居住环境，常可降低本病的发病率。本病患者急性期应及时就医，卧床休息，并密切配合中药膏治疗。

坐骨神经痛的预防应该注意以下几点：

第一，防止风寒湿邪侵袭。风寒湿邪能够使气血受阻，经络不通。既是引起坐骨神经痛的重要因素，又是导致坐骨神经痛病情加重的主要原因。

第二，防止细菌及病毒感染。原发性坐骨神经痛也就是坐骨神经炎，是神经间质的炎症，多因感染产生的毒素经血液侵袭坐骨神经而引起。

第三，注意饮食起居调养。注意锻炼身体，防止潮湿的衣服在身上被焐干，出汗后也不宜立即洗澡，待落汗后再洗，以防受凉、受风。饮食有节，起居有常，戒烟限酒，增强体质，避免或减少感染发病机会。

第四，治疗本病的药物对胃均有一定的刺激作用，严重胃病者宜慎用。

第五，孕妇使用内治法宜慎重，以免引起流产与早产。

第六，激素类药物仅限于急性期，应避免长期服用，切忌滥用。

第七，在急性疼痛期，不要拾起超过 10 磅（1 磅 =453g）的重物和不要用腿、臂和背部用力上举重物，可推但不要拉重物。

第八，坐骨神经痛与站姿、坐姿、睡姿关系密切，很多患者都是平时姿势不对导致的坐骨神经痛。大部分的坐骨神经痛都与腰椎间盘突出有关，而且与长期的坐立而缺少锻炼有关。所以要劳逸结合，生活规律化，更重要的是要保持合理姿势，患者不要穿任何带跟的鞋。

三、坐骨神经痛的治疗

坐骨神经痛一般分为保守疗法和手术治疗，手术治疗效果显著，术后患者就会感受到疼痛减轻，但是这种疗效能否持续下去不敢肯定，经常有患者抱怨术后病痛反弹，痛苦不堪。保守疗法包括药物疗法、日常锻炼和日常习惯的调整，对坐骨神经痛有一定的辅助作用。

（一）药物疗法

轻症或慢性期者，以抗炎镇痛、应用维生素类药物为主或进行神经阻滞；急性期、创伤或风湿等病例可使用止痛剂、B 族维生素或激素治疗。

（二）日常习惯的调整

坐骨神经痛是一种习惯病，或者说职业病，往往那些经常用到腰力，或者经常坐着的人容易得这个病，就像使用机器的某个部件比较多，该部件就容易损坏一样。所以想要改善坐骨神经痛最根本的还是要调整生活习惯，下面是几个需要调整的地方。

（1）疾病发作期不能睡软床：医生的建议是睡硬板床，这样有助于脊柱复归正确的姿势，使脊柱压迫神经造成的坐骨神经痛得到缓解。

（2）不能穿高跟鞋：坐骨神经痛患者最好穿负跟鞋，顾名思义就是脚跟比脚尖还要低。这也是纠正脊柱姿势的一种方法。

（3）不可提重物：不能过多过重地使用腰部肌肉，否则会增加神经炎的发病。如果非要提重物，建议先伸直腰，再利用腿部力量提起重物。

（4）要适当运动：不要因为疼痛而卧床不起，这样不利于身体恢复，甚至可能造成肌肉萎缩，反而会加重病情。所以适当地锻炼身体是好的，不过不可以进行剧烈的运动。

（5）注意腰部保暖：腰部不能受凉，否则就会造成腰部神经炎症，加剧腰部的疼痛。市面上有一些可以加热的腰带，是专门给坐骨神经痛患者设计的，可以尝试一下。

（三）锻炼治疗

1.吊杆

找一个单杠，手握住单杠，让身体自由下垂，对脊柱起到拉伸的作用，有助于缓解腰腿疼痛，并有一定的矫正姿势的作用。

2.脚尖踩书

地板上放一摞书，然后用脚尖站在书上，脚跟的地方悬空，一次锻炼到坚持不住为止（初次尝试锻炼可以减少锻炼的时间，循序渐进）。

3.抬高腿

伸直双腿，仰卧在床上，慢慢向上抬腿（腿一直保持伸直），当感到腰腿疼痛的时候仍然要坚持一会儿再休息。

4.压腿动作

这不是说要和练武的人一样压腿，简单一点，坐在床上，后靠墙壁，两腿伸直，然后用手去触你的脚跟。

5.左右摆腿

站立位，双手扶墙，轮流向左右方向摆腿，摆动时足部不触地面。

6.交替直腿上抬运动

仰卧位，轮流将左、右腿伸直后抬起，经常锻炼可逐渐提高抬举角度。

7.踏自行车运动

仰卧位，两下肢像骑车般轮番踩踏，踩踏幅度可逐渐增加。

8.正坐举腿

坐位，两腿紧靠或夹上一本厚书，直膝，脚跟着地，手握凳边，抬腿过脐，随即放下。开始时患腿未必抬得很高，坚持锻炼后患腿的抬高程度会逐渐增加。

9.平坐推腿

坐位，足跟着地，足尖跷起，两手平放大腿上，随即向前弯腰，两手同时推向足部。初练时两手很难推到足部，坚持一段时间会收到良好的效果。

10.蹲跳

双手扶凳，左腿屈膝下蹲，右腿尽量向右侧伸直，如此左右交替进行。

第四节 阿尔茨海默病的防治与护理

一、阿尔茨海默病基础知识

（一）概述

阿尔茨海默病（Alzheimer disease，AD）就是我们常说的老年痴呆症，是发生于老年和老年前期，以进行性认知功能障碍和行为损害为特征的中枢神经系统退行性变。年龄越大，患病的概率越高。早期表现为近事遗忘突出，经常会被忽视，或误认为年老所致，因此，老年人出现"好忘事"，切莫忽视！

（二）阿尔茨海默病的表现

阿尔茨海默病通常是隐匿起病，很难确切了解具体的起病时间，病程为持续进行性，无缓解，其病程演变大致可以分为轻、中、重三个阶段。

1.轻度痴呆期（1～3年）

主要表现是记忆障碍，且首先出现的是近事记忆减退。正常的健忘一般都是由大脑生理的老化引起的，不会对日常生活造成障碍，但是阿尔茨海默病患者表现出病态健忘，会忘掉整件事情。例如，完全忘记自己刚才吃过的东西或见过的人等。随着病情的进展，可出现远期记忆减退，即对发生已久的事情和人物遗忘；面对生疏和复杂的食物出现疲乏、焦虑和消极情绪。

2.中度痴呆期（2～10年）

除记忆障碍继续加重外，还可出现思维和判断力障碍、性格改变和情感障碍，接纳新信息的能力减退，特别是原已掌握的知识和技巧出现明显的衰退。比如，有些患者外出后找不到回家的路而走失；有些患者由原来内向的性格变得易激动、言语增多；有些患者由原来外向的性格变得沉默寡言，对任何事情（原来熟悉的事物、工作和个人爱好）提不起兴趣。还会表现出人格方面的障碍，比如，不爱清洁、不修边幅、暴躁、易怒、自私多疑，甚至做出一些丧失廉耻（如随地大小便）的行为。

3.重度痴呆期（8～12年）

此期除上述症状逐渐加重外，还有情感淡漠、哭笑无常、言语能力丧失，以至不能完成日常简单的生活事项，如穿衣、进食，终日无语而卧床，与外界（包括亲友）逐渐丧失接触能力。

（三）诊断要点

阿尔茨海默病的临床诊断根据患者及其家属提供的详细病史、神经科查体和神经心理功能检查而做出，也应进行其他检查包括血液学、CT 和 MRI 等检查排除痴呆的其他病因。临床诊断的准确性可达 85% ～ 90%。最后确诊依赖于病理性检查。美国国立神经病语言障碍卒中研究所和 AD 及相关疾病协会（NINCDS-ADRDA）诊断标准见表 4-1。

表4-1　NINCDS-ADRDA"很可能AD"的诊断标准和排除标准

诊断标准	1.痴呆：临床检查和认知量表测查确定有痴呆
	2.两个或两个以上认知功能缺损且进行性恶化
	3.无意识障碍
	4.40～90岁起病，多见于65岁以后
	5.排除其他引起进行性记忆和认知功能损害的系统性疾病和脑部疾病
支持标准	1.特殊性认知功能如言语（失语症）、运动技能（失用症）、知觉（失认症）的进行性损害
	2.日常生活功能损害或行为方式的改变
	3.家庭中有类似疾病史，特别是有神经病理学或实验室证据者
	4.实验室检查腰穿压力正常；脑电图正常或无特殊性的改变如慢波增加；CT或MRI证实有脑萎缩且随诊检查有进行性加重
排除标准	1.突然起病或卒中样发作
	2.早期有局灶性神经系统体征，如偏瘫、感觉丧失、视野缺损、共济失调
	3.起病或疾病早期有癫病发作或步态异常

2011 年美国国立衰老研究所（NIA）和阿尔茨海默病协会（AA）发布了阿尔茨海默病最新诊断标准，简称为 NIA-AA 诊断标准。新标准保留了 NINCDS-ADRDA 标准"很可能 AD"的大体框架，吸收了过去的临床应用经验，其最大亮点是将 AD 视为一个包括轻度认知损害（MCI）在内的连续的疾病过程，并将生物标志纳入 AD 痴呆的诊断标准中。本诊断旨在早期识别、诊断和干预，推进了 AD 型痴呆 -AD 型 MCI- 临床前期 AD 的研究转向。

（四）辅助检查

1.神经心理学测验

包括认知功能评估、日常生活能力评估、行为和精神症状（BPSD）的评估。常用量表如简易精神状态检查量表（MMSE）、日常生活能力（ADL）评估量表、阿尔茨海默病病理行为评定量表（BEHAVE-AD）、神经精神症状问卷（NPI）和 Cohen-Mansfield 激越问卷（CMAI）等。

2. 神经影像学检查

头部 CT 和 MRI 检查，可显示脑皮质萎缩明显，特别是海马及内侧颞叶，支持 AD 的临床诊断。正电子扫描（PET）和单光子发射计算机断层扫描（SPECT）可提高痴呆诊断可信度。18F- 脱氧核糖葡萄糖正电子扫描（18FDG-PET）可显示颞顶和上颞 / 后颞区、后扣带回皮质和楔前叶，葡萄糖代谢降低，揭示 AD 的特异性异常改变，适用于 AD 与其他痴呆的鉴别诊断。

3. 脑电图和脑脊液检查

脑电图和脑脊液 β 淀粉样蛋白、Tau 蛋白检测，可用于 AD 的鉴别诊断。

4. 基因检测

淀粉样前体蛋白（APP）基因和早老素 1、2（PS1、PS2）基因突变在家族性早发型 AD 中占 50%。载脂蛋白 E4（ApoE4）基因检测可作为散发性 AD 的参考依据。

5. 血液学检查

如血常规、血糖、血电解质等检查，主要用于发现存在的伴随疾病或并发症，发现潜在的危险因素，排除其他病因所致痴呆。

二、阿尔茨海默病的预防

患有阿尔茨海默病的患者常会出现一系列行为和心理病症，令自己和照顾者深感困扰。正所谓"预防胜于治疗"，处理这一问题的最好方法当然是预防。建立健康生活习惯、饮食清淡、经常运动、避免吸烟和饮酒、定期体检等都能够起到预防作用。老年人尽量不要脱离社会，尽可能保持跟社会的交往，广交朋友，培养广泛兴趣；避免重大生活事件的刺激；多做运动，保持活力，健康生活，同时注意安全。有一种简单的画钟试验方法（见图 4-1）可以帮助我们发现阿尔茨海默病。

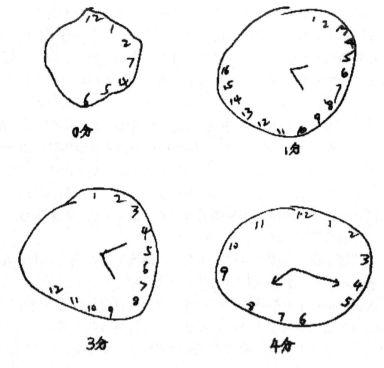

图 4-1 阿尔茨海默病测试画钟试验

方法：画出闭锁的圆，+1 分；将数字安置在正确位置，+1 分；12 个数字正确，+1 分；将指针安置在正确的位置，+1 分。结果：4 分表明认知水平正常，3 分表明认知水平轻度下降，0 ～ 2 分则表明认知水平明显下降。若出现认知水平轻度下降，应及早去专科门诊进行更专业的检查。尽早发现阿尔茨海默病，及时治疗，能够延缓病情进一步发展。

三、阿尔茨海默病的治疗

由于 AD 的病因和发病机制尚不明确，目前没有特效方法逆转和阻止病情进展。但早期进行对症治疗，包括药物治疗改善认知功能及精神症状，并早期进行心理 - 社会治疗和良好的护理，对延缓患者生活质量减退的进程十分重要。

（一）阿尔茨海默病的西医治疗

1. 促认知药物治疗

（1）胆碱酯酶抑制剂：胆碱酯酶抑制剂是目前唯一得到验证的能够改善 AD 患者症状的药物。该类药物通过抑制胆碱酯酶而抑制乙酰胆碱降解并提高活性，改善神经递质的传递功能。常用药物有多奈哌齐、利斯的明、加兰他敏等。石杉碱甲是中草药中分离得到的石杉碱类生物碱，是一种天然的胆碱酯酶抑制剂，在我国已经在临床使用，但其疗效有待进一步证实。胆碱酯酶抑制剂一般耐受良好，但常见胃肠道不良反应如恶心、腹泻和呕吐，有时可能会导致部分患者停药。

（2）谷氨酸受体拮抗剂：盐酸美金刚是 N- 甲基 -D- 天冬氨酸（NMDA）受体拮抗剂，目前也已批准用于 AD。其药物机制尚未完全清楚，可能与其非竞争性地激动 NMDA 受体，从而保护胆碱能神经元免受兴奋性氨基酸毒性破坏有关。可用于中晚期 AD 患者。该药的不良反应较少，与胆碱酯酶抑制剂联合使用可能比单独应用胆碱酯酶抑制剂更有效，但还需进一步研究证实。

2. 行为和精神症状（BPSD）的治疗

（1）非药物干预：应优先考虑。如教育、锻炼、芳香治疗、感觉刺激、个性化音乐等，症状可能会在短时间内自然消失。

（2）药物干预：予以抗精神病药物可以减少难以控制的精神病性症状，如利培酮对激越攻击性精神症状已证实有效。但抗精神病药物都有较严重的不良反应，包括增加脑卒中危险、病死率、运动障碍及认知障碍，用药需谨慎。

3. 心理 - 社会治疗

心理 - 社会治疗是对药物治疗的补充。应鼓励早期患者参加各种社会活动和日常生活活动，尽量维持其生活自理能力，以延缓衰退速度，但应注意对有精神、认知功能、视空间功能障碍和行动困难的患者提供必要的照顾，以防发生意外。患者如外出活动无人陪同时需要随身携带身份证明或联系方式，以防走失。鼓励家庭和社会对患者多予照顾和帮助，进行康复治疗和训练。

（二）阿尔茨海默病的中医治疗

1. 芪参抗痴汤

黄芪、丹参、益智仁、核桃仁各 30g，桃仁、远志、莪术各 10g，郁金、党参、山药、石菖蒲各 15g，蜈蚣 2 条。用小火煎两次，首煎前先用水浸泡诸药半小时；每次煎取药液 250mL，两次药液混合共 500mL。每日 1 剂，分 3 次服，隔 4 小时服 1 次，连服 30 日（30 剂）为 1 个疗程。此汤剂可填精益脑，化痰开窍，活血通络。适用于阿尔茨海默病，症见生活不能自理、舌暗红或紫、苔薄白、脉弦涩或细弱。

2. 呆聪汤

人参、水蛭各 6g，何首乌 15g，葛根、黄芪、淫羊藿各 12g，知母、锁阳、生地黄、川芎、菟丝子各 10g。先将人参、水蛭粉碎过筛，装入大号胶囊（每粒 0.5g），其余药物以冷水 800mL 浸泡两小时，然后以小火连煎 3 遍，合计 400mL。药汁早、晚两次分服，每日 1 剂。服药 5 日，停药两日，服药 40 剂为 1 个疗程。此方可填精益髓，益气温阳，化瘀涤痰。适用于阿尔茨海默病。

3. 益肾健脑汤

丹参、白芍、莱菔子各 30g，鳖甲（先煎）、龟甲（先煎）、黄芪、党参、女贞子、当归、麦冬、石菖蒲、菟丝子、瓜蒌、淫羊藿、熟地黄、山茱萸、黄精、何首乌各 15g，川芎 5g。上药加水小火煎两次，每煎取药液 250mL，混合两次煎液共 500mL。每日 1 剂，分 3 次服，每服相隔 4 小时。此方可补气益肾，活血祛瘀，化痰通络。适用于阿尔茨海默病生活不能自理者。

4. 扶正化浊汤

党参、杜仲、当归、丹参、枸杞子、熟地黄各 20g，远志、石菖蒲、白术各 15g，陈皮、制半夏、炙甘草、枳实、香附（后下）各 10g，川芎 5g。上药加水煎两次，首煎前先用清水浸泡诸药半小时。每日 1 剂，分上午、下午服，30 剂为 1 个疗程。此方可健脾补肾，解郁开窍，祛血瘀，除痰结。适用于阿尔茨海默病生活不能自理者。

5. 通窍活血汤

麝香 0.2g，当归、远志、枣仁各 15g，赤芍、桃仁、红花、茯神、川芎各 10g，老葱 3 节，菖蒲 5g，大枣 5 枚。水煎取药汁。每日 1 剂，分两次服用，15 日为 1 个疗程，2～3 个疗程为宜。此方通窍活血，养心安神。适用于阿尔茨海默病。

四、阿尔茨海默病的护理

（一）认知功能康复

患者的智能下降、记忆力减退、反应迟钝，常常犯错。针对这些，应抓住一切与患者接触的机会，不失时机地说一些简单的字、词、句等让患者重复，鼓励老年人勤用脑，多思考，读书、看报、听新闻，多做手指运动、勤写记录，逐渐提高痴呆老年人的记忆能力，恢复其智力水平。保持良好的沟通与交流是与阿尔茨海默病患者保持良好的关系并实施有效照护的关键环节，切忌当面反驳或辩解，可以适时转移话题或兴趣方向。说话语气要温和、委婉、有耐心，像呵护宝宝一样。例如：患者说"我要出去"，照顾者可回复其"好呀，但是你能先帮我一个忙吗？一会儿我陪你去"，而不能直接说"你要去哪里？你不可以自己出去"。

（二）饮食护理

给予患者易消化、低脂肪、含丰富蛋白质的食物，如牛奶、豆浆、鱼松等；为减轻、预防便秘，可适当增加蔬菜、水果及粗纤维食物的比例；为患者制订饮水计划，督促或协助患者定时喝水，保证每天进水 2.5～3.0L；在高温季节，除了补充水分，还应注意补充足够的电解质，增加无机盐的摄入。注意：阿尔茨海默病患者进食的速度要慢，不宜催促，以防噎食或食物误入呼吸道而引起窒息，必要时可给予软饭和碎菜。

（三）心理护理

尽量为 AD 患者提供一个舒适、安宁的疗养环境。要尊重患者，对患者充满宽容和爱心，对患者的精神症状和性格变化应理解，用诚恳的态度对待患者。多与患者进行言语交流，引导患者表达自己的想法，疏导其情绪。在患者焦虑不安时尽量用语言安慰、疏导，帮助他们消除孤独感、失落感。尽量满足患者的合理要求。若有些要求不能满足时应耐心解释，避免使用伤害其感情或自尊心的语言和行为，如"痴""傻""呆"等词，造成其情绪低落，甚至发生攻击性行为，伤人毁物。

（四）健康教育

因为 AD 的病因尚未阐明，主要应减少危险因素的影响，对易感人群进行监测。

（1）向特定人群普及本病的疾病知识，减少危险因素的影响。AD 的危险因素中，有些因素是无法改变的（如年龄、性别和基因型）；有些是可以改变的，包括铝中毒、吸烟、文化修养、血管性危险因素（高血压，糖尿病，心房颤动，肥胖）和头部外伤，而保护因素包括使用降压药、非甾体类抗炎药、他汀类药物、激素替代治疗和节食锻炼及参加社会益智活动。

（2）对疑有此病和确定此病的老年人，定期做此方面的检查，并给予积极的治疗。

（3）虽然 AD 患者的认知功能减退，但仍应尽量鼓励患者参加社会日常活动，包括脑力和体力活动。尤其是早期患者，尽可能多地活动可维持和保留其能力。如演奏乐器、跳舞、打牌、打字和绘画等，都有助于患者的生活更有乐趣，并有可能延缓疾病的进展。

（4）为照料者提供咨询和支持，如提供有关 AD 疾病的科学知识、治疗策略，以提高其照料患者的能力。

（五）安全防范

应定期清理冰箱，避免患者吃到过期或腐败的食物；有毒物品应保管妥当，以免患者误食；危险品，如利器、火器、电器等应远离患者，否则极有可能造成误伤。晚期痴呆患者站立、行走都很困难，容易跌倒。所以，家庭地板应防滑，上下楼梯要有人搀扶，冰雪季节应减少外出。痴呆患者失去了正常生活能力，一旦发生紧急情况，反应迟钝，可能会发生危险。因此，尽量不要让患者单独行动。

第五章　心血管及周围血管疾病的防治与护理

第一节　冠心病的防治与护理

一、心绞痛的防治与护理

（一）心绞痛的预防

（1）积极治疗和控制各种可能加重动脉硬化的原发病。如高血压、糖尿病、甲亢、高脂血症等，以减轻冠状动脉粥样硬化，防止心绞痛发生。

（2）注意观察患者心律、心率、血压及心绞痛发作次数、持续时间、缓解方式等。如出现心绞痛发作逐渐频繁、程度加重、时间延长、诱发方式改变，以致休息时也有发作、药物不能缓解等情况时，应立即去医院就诊，防止心肌梗死发生。对老年人伴有心功能不好或其他疾病的，更应密切观察。

（二）心绞痛的药物治疗

心绞痛发作时，应立即停止活动，保持绝对安静。休息后疼痛仍未缓解或发作较重时，可用硝酸酯类制剂。常用的有硝酸甘油舌下含服，几分钟后可缓解疼痛。在心绞痛缓解期，要消除诱发因素，并可用药物进行预防。常用的药物有消心痛、心得安、长效硝酸甘油等。另外还可用2%硝酸甘油药膏贴敷于心前后或胸部，缓慢吸收可维持6小时，夜间贴敷可预防夜间心绞痛的发作。应当注意在使用抗心绞痛药物过程中，不要突然停用，以免诱发心绞痛。根据病情需要还可做冠状动脉扩张术和主动脉－冠状动脉旁路（或称搭桥）手术，可取得较满意的效果。

（三）心绞痛的护理

1.注意休息

合理安排工作与休息，注意劳逸结合。在缓解期要保持一定的体力活动，如散步、打太极拳等以增进身心健康。活动量以不发生心绞痛、气短、疲劳为原则。

2. 避免诱发因素

要防止情绪激动，避免争吵、发怒、兴奋、饱食、突然用力、追赶汽车等诱发心绞痛的因素。还应避免饱餐后劳动、用力大便等，注意防寒保暖、戒除烟酒。因烟中含有尼古丁，易使冠状动脉痉挛，诱发心绞痛。

3. 合理改善饮食

应选择低胆固醇、低动物脂肪饮食，可选用瘦肉、鲤鱼、豆制品等低胆固醇食物，多吃新鲜蔬菜和水果，尤其是富含维生素 C 的食物，对预防动脉硬化病变有利。肥胖者要减轻体重，限制食量，少食蛋黄、动物内脏、肥肉及某些甲壳类动物，如蚌、螺、蟹等胆固醇高的食物。

4. 防止随时发生心绞痛

平时应携带硝酸甘油药片，以备急用，药片应保存于避光瓶内，以免失效，并注意药物的有效期。

二、心肌梗死的防治与护理

（一）心肌梗死的预防

（1）主要是预防动脉粥样硬化和冠心病。冠心病患者可长期口服阿司匹林，每日 40mg；或潘生丁 50mg，每日 3 次，可能有预防心肌梗死作用。

（2）避免诱发因素。如过重体力劳动、精神紧张、饱食、便秘等。

（3）定期门诊复查，注意控制高血压及防治心功能不全。

（二）心肌梗死的护理

1. 急性期的护理

一般患者应住入心电监护病房，医护人员应严密观察病情，给予吸氧、心电监护。可用杜冷丁、罂粟碱等解除疼痛，防止心律失常、心功能不全、低血压和休克等并发症。饮食给予易消化低脂、低钠、少产气的半流质饮食，若伴有恶心呕吐者可暂禁食，防止因进食后频繁呕吐而加重心脏负担，使病情恶化。在护理上第一周绝对卧床休息，一切日常生活如进食、漱洗、翻身、床上大小便等由护理人员协助。第二周仍需卧床休息，可取坐位自己进食，做伸展四肢等轻微活动。第三周卧床休息，可以在床边活动，采用座椅方式排解大小便。第四周后可逐渐增加活动量。以上过程是在病情恢复比较顺利情况下，并在客观检查允许下进行的，如活动后有异常情况出现，如疲劳、胸痛、呼吸困难、心律失常、心跳加快，应立即卧床休息，减少活动量。监护病房谢绝探视，保证患者充分休息，避免情绪激动，使患者顺利度过急性期。注意加强口腔护理及预防压疮，保持大便通畅，可用缓泻剂，必要时给予低压清洁洗肠，防止由于用力排便而致病情恶化。

2.恢复期的护理

病情平稳后，需向患者说明逐渐增加体力活动的重要性。防止过度兴奋或急于自己任意活动，家属探视时间不要过长，不要向患者传递一些使其过于激动的消息，以免发生意外。急性心肌梗死无严重并发症患者，一般住院4周左右即可出院，出院后在家可逐渐自行料理起居生活，也可参加些比较轻松愉快的文娱活动及步行锻炼，逐渐增加活动量。对容易引起情绪紧张兴奋的文娱活动，必须避免。病后3～6个月，可适当加大活动量，如步行、做体操、打太极拳等。医护人员可根据患者病情、年龄及个人具体条件来指导患者进行锻炼。

三、慢性心功能不全的防治与护理

防治与护理原则：减轻心脏负担，增加心肌收缩力，防治病因和诱因。

（一）慢性心功能不全的预防

（1）避免劳累和情绪激动，逐渐增加活动量，以不出现心慌、气短为原则。

（2）防止呼吸道感染，少去公共场所。

（3）按医师规定服用强心剂、利尿剂，不要自行中断服药。病情变化时，由医师决定增减剂量。

（4）定期去医院复查。即使病情稳定也须门诊复查。

（二）慢性心功能不全的治疗与护理

1.药物治疗

（1）减轻心脏负担：应用利尿剂，常用的有氢氯噻嗪、呋塞米等。应用利尿剂可使尿量增加，排出潴留液体，减少血容量，减轻心脏负担。应用利尿剂时要每日准确记录出入量。正常人每日尿量为1 000～1 500mL，最少应大于500mL，如低于500mL应去医院就诊。

（2）增加心肌收缩力：应用洋地黄药物，可增加心肌收缩力，使心搏出血量增加，同时可减慢心率，改善各脏器淤血，增加各器官血流灌注。常用洋地黄口服药有地高辛，静脉注射有西地兰、毒毛花苷K，以上药物均应在医师指导下使用。此类药易出现洋地黄中毒，需特别注意。洋地黄毒性反应有消化道症状，表现为厌食、恶心、呕吐、腹泻等，还有失眠、头痛、黄视、绿视，并可引起心律失常。如出现上述情况应及时停药，并到医院就诊。

2.一般护理

（1）休息：包括体力与脑力休息，可减轻心脏负担。应根据心力衰竭程度采取不同措施，轻度心力衰竭可起床稍事活动，需增加睡眠时间。中度心力衰竭应限制活动，增加卧床休息时间。重度心力衰竭必须严格卧床休息，采取坐位或半坐位。病情好转后活动量可逐渐增加，活动量以不出现症状为限。

（2）心理护理：慢性心力衰竭病程长，往往反复发作，患者易忧郁、情绪低落、灰心丧气、失望或表现精神紧张、烦躁不安，故要同情关心患者，家属要多安慰患者，帮助患者正确对待疾病。

（3）口腔护理：心力衰竭患者呼吸困难时易发生口干、口臭，应注意口腔卫生，饭后漱口，晨起睡前刷牙。

（4）皮肤护理：全身浮肿时，由于皮肤血液循环差、营养不良、抵抗力弱，皮肤容易破损，应注意皮肤护理，防止痔疮发生。

（5）水肿明显及使用利尿剂患者，应每天记录出入水量。根据病情经常测体重，以了解水肿增消程度。

（6）保持大便通畅：心力衰竭患者，由于肠道淤血，食欲减退，长期卧床活动量少，肠蠕动减慢，有的患者在床上排便等原因，常造成便秘。排便用力可加重心脏负担，需特别注意。

（7）饮食护理：宜食清淡易消化的半流质或软食，少量多餐，每餐不宜过饱，根据心功能情况限制钠盐，轻度心力衰竭每日食盐量在 5g 以下；中度心力衰竭每日食盐量在 2.5g 以下；重度心力衰竭每天食盐量 1g 以下。食欲差、进食量少和应用利尿剂患者摄入食盐量可适当放宽。排尿多时可出现低钾，易引起洋地黄中毒，低钾时可应用 10% 氯化钾 10mL，每日 3 次饭后口服，以免刺激胃部；还可食用含钾高的蔬菜和水果，如马铃薯、油菜、小白菜、菠菜、桂圆、红枣、香蕉、西瓜等。

（8）预防感染：老年人心脏基本功能和结构发生老化，心脏舒缩功能减退，排血量减少，但在一般情况下，尚能维持正常需要，如遇一些应激情况时如各种感染，易诱发心力衰竭，尤其是呼吸道感染。老年人患肺炎绝大多数死于肺衰竭。需特别注意，一旦感染，应积极治疗。

3.观察病情

（1）如患者突然出现严重呼吸困难、胸闷、咳嗽、口唇发紫、面色青灰、咳大量粉红色泡沫样痰，并有恐惧、大汗淋漓、四肢湿冷等表现，为急性肺水肿，应及时去医院急诊。给予端坐位吸氧。注射强镇静剂及强心利尿药，如吗啡、杜冷丁、西地兰、呋塞米等治疗，处理不及时会危及生命。

（2）有房颤患者易引起体循环和肺动脉栓塞，如脑动脉栓塞，可突然发生失语抽搐、偏瘫等表现；肠系膜动脉栓塞，可有腹部隐痛或急腹症；肾动脉栓塞可引起腰痛和血尿、蛋白尿；肢体动脉栓塞可发生肢体麻木、疼痛、发凉及皮肤暗紫；肺动脉栓塞可有胸痛、咳嗽、咯血及呼吸困难。长期卧床患者可引起下肢静脉血栓，应鼓励患者在床上做下肢活动或给予被动运动，并可用温水浸泡下肢，每天1～2次，可预防下肢静脉血栓形成。

四、活血通脉法治疗冠心病的临床应用研究

（一）心绞痛的治疗

心绞痛是心脏缺血反射到身体表面所感觉的疼痛。《素问·脏气法时论篇》云："心病者，胸中痛，胁支满，胁下痛，膺背肩胛间痛，两臂内痛。"疼痛主要位于胸骨后部，可放射至心前区、左肩胛、左上肢前内侧、上腹部等。风、寒、热、痰、饮是心绞痛发生发展过程中的重要病理因素[1]，因其临证病机复杂多变，治疗法则宜灵活运用，根据《内经》中"疏其气血，令其条达"的原则，以活血化瘀方药祛瘀通经常可达到止心痛作用[2]。一项纳入11个研究，共计1 070例冠心病心绞痛患者的系统综述和Meta分析显示，试验组（活血化瘀方药为主治疗）的心电图改善率、硝酸甘油停减率、血脂改善情况、血液流变学改善情况等明显优于对照组（西药、中药及中成药治疗），活血化瘀法可以明显改善冠心病心绞痛临床症状，具有良好的安全性，且不良反应的发生率较低[3]。具有活血通脉作用的复方治疗冠心病心绞痛的临床试验表明，活血通脉方具有扩张冠状动脉，改善心肌缺血状态，改善血液流变学，促进微循环，保护心肌内皮细胞的作用[4][5]。

（二）冠心病PCI术后的治疗

PCI术是治疗急性冠状动脉综合征和心脏血管严重病变的有效手段之一，但是因PCI临床的局限性，术后并发症如心绞痛仍会影响患者的生存质量[6]。

① 张宁，孙佳，杨孝芳，等.冠心病心绞痛中医古籍病因病机研究思路初探[A].中国针灸学会会议论文集[C].成都：中国针灸学会，2013：64-65.

② 马伯禄.冠心病心绞痛中医治则探析[J].现代医药卫生，2006，22（19）：3001.

③ 何晶，朱海波，郑景辉.活血化瘀法治疗冠心病心绞痛临床研究系统综述和Meta分析[J].实用中医内科杂志，2014，28（1）：1-5.

④ 杨颖林，唐玉清.活血通络汤治疗冠心病心绞痛60例疗效观察[J].实用中医内科杂志，2008，22（8）：21-22.

⑤ 董巧稚，逯金金，蔡玲玲，等.活血通络降脂方治疗冠心病心绞痛的临床疗效[J].中西医结合心脑血管病杂志，2018，16（23）：3518-3519，3551.

⑥ 鲁瀚明，闫建玲，牛天福.活血通络法治疗冠心病PCI术后再发心绞痛的临床观察[J].中医临床研究，2018，10（9）：21-23.

PCI 术可归属中医"祛邪"治法，患者行 PCI 术，有"破血"之功效，瘀阻的脉道得以疏通，但支架作为一种外源性异物，其置入对血管内膜是一种机械性损伤，"瘀血阻滞，血脉不通"，气血运行不畅，致使不通则痛[①]。陈蕾等[②]将 80 例冠心病 PCI 术后心绞痛患者随机分为对照组（常规西药治疗）和治疗组（常规西药联合活血通络方），连续治疗 20 日后，发现治疗组患者临床症状、心电图、中医证候积分得到明显改善，且未发现严重不良反应。具有活血通脉作用的活血通络方治疗冠心病 PCI 术后心绞痛的临床试验表明，活血通络方具有缓解心绞痛，抑制炎性反应、改善血管内皮功能、减轻心肌损伤等作用[③④]，显著降低患者再狭窄的发生率，进而有助于提高患者的临床疗效，改善术后生存质量，值得在临床中推广应用[⑤]。

（三）心肌梗死的治疗

心肌梗死是一种常见的重大心血管疾病，是由心肌缺血伴或不伴再灌注引起的。关于心肌梗死的记载，《灵枢·厥病》云："真心痛，手足清至节，心痛甚，旦发夕死，夕发旦死。"历代医家对急性心肌梗死病因病机的阐述虽然各有偏重，但其病机不离"心痹者，脉不通"。气虚血瘀是本病证的发病基础，心络痹阻则是本病证发病的重要因素[⑥]。活血通脉胶囊具有调节气血运行，保护心肌组织细胞，改善心脏微循环，促进炎症吸收，改善血液流变的作用[⑦]。观察益气活血通络法对急性心肌梗死介入术后患者中医证候积分、炎症因子和内皮功能的影响，发现口服益气活血通络方可提高临床疗效，降低证候积分，

① 司春婴，王贺，罗明华，等.支架置入后再狭窄病生机制及其防治的中西医研究进展[J].世界科学技术—中医药现代化，2015，17（2）：311-318.

② 陈蕾，任耀龙，杨磊.自拟活血通络方治疗冠心病 PCI 术后心绞痛[J].长春中医药大学学报，2016，32（2）：330-332.

③ 贺建涛，胡宇才，刘磊.活血通络散治疗冠心病 PCI 术后心绞痛疗效研究[J].陕西中医，2019，40（7）：854-857.

④ 黎楠楠.自拟活血通络方治疗冠心病 PCI 后心绞痛的有效性及安全性[J].中国医药指南，2019，17（28）：163-164.

⑤ 韩志翔.冠心病 PCI 术后经通心络胶囊干预对预防再狭窄的疗效观察[J].现代医用影像学，2018，27（2）：651-652.

⑥ 王朝阳，张六通，邱幸凡.急性心肌梗死病因病机的探讨[J].光明中医，2008，23（2）：133-134.

⑦ 樊亚.活血通脉胶囊治疗急性心肌梗死的疗效评价[J].四川解剖学杂志，2017，25（1）：16-18.

增强内皮功能①。另有研究表明益气活血通络法配合溶栓可起到溶栓、抗栓、防栓的作用，改善患者心功能，保护缺血心肌和再灌注后左心功能②。

（四）缺血性心肌病的治疗

缺血性心肌病（ICM）是由于冠状动脉粥样硬化引起充血性心力衰竭和某些临床状态组成的综合征，以心脏扩大和充血性心力衰竭为主要表现③。其发病率逐年上升，严重危害人类健康，现有的药物治疗 ICM 很少有显著的进展，而近年来的研究表明，天然中草药对心血管疾病的防治具有良好的效果。黄瑞霞等④将 100 例缺血性心肌病患者随机分为对照组（常规西药口服治疗）和治疗组（益气解毒、活血通络法治疗），连续治疗 4 周后发现益气解毒、活血通络法治疗缺血性心肌病的临床效果显著。另有研究显示益气解毒活血通络法治疗缺血性心肌病能够有效改善患者心功能，其机制与提高冠状动脉血流量，改善心肌血供，降低心肌氧耗有关⑤。

第二节　心力衰竭的防治与护理

一、心力衰竭的诱发原因

国内临床资料分析，89.8% 的心力衰竭发作有诱发因素。常见的诱因如下。第一，感染。呼吸道感染为最多，其次为风湿热。在儿童风湿热则占首位。女性患者中泌尿道感染常见。亚急性感染性心内膜炎也常因损害心瓣膜和心肌诱发心力衰竭。第二，过度体力活动和情绪激动。第三，钠盐摄入过多，输液（特别是含钠盐的液体）、输血过快和（或）过多。第四，心律失常。特别是快速性心律失常，如伴有快速心室率的心房颤动（房颤）、心房扑动（房扑）。第五，妊娠和分娩。第六，治疗不当，如洋地黄过量或不足，利尿过度等。第七，其他诱因，如出血和贫血、肺栓塞、室壁瘤、乳头肌功能不全等。

① 王宇彤，李莉．益气活血通络法治疗急性心肌梗死介入术后患者 43 例 [J].西部中医药，2017，30（6）：68-71.

② 左伟慧，白丽娜．益气活血通络法联合静脉溶栓治疗急性心肌梗死临床研究 [J].中医药学报，2015，43（6）：87-90.

③ 孙世祯．缺血性心肌病的临床分析 [J].当代医学，2011，17（17）：123.

④ 黄瑞霞，张建军，王仁平，等．益气解毒活血通络法治疗缺血性心肌病 50 例 [J].河南中医，2015，35（9）：2086-2088.

⑤ 黄瑞霞，张建军，王仁平，等．益气解毒活血通络法对缺血性心肌病患者心功能的影响 [J].河南中医，2015，35（10）：2366-2368.

二、心力衰竭的防治与护理原则

（一）防治原发病，消除诱因

积极采用药物或手术治疗，根治或控制引起心力衰竭的原发病。同时，及时消除各种诱因（如发热、感染等）也可起到减轻症状、控制病情的作用。

（二）改善心脏舒缩功能

可用各类强心药物增强心肌收缩功能；用改善心肌舒张的药物，改善心肌舒张功能。

（三）减轻心脏前、后负荷

（1）降低心脏后负荷：合理使用血管扩张药，降低周围阻力，减轻心脏后负荷。

（2）调整心脏前负荷：前负荷过度时，可用静脉扩张药，减少回心血量；前负荷过低时，适当补充血容量，有利于心输出量增加。输液时，应慎重掌握输液的量和速度。

（四）控制水肿

钠、水潴留是心力衰竭，特别是慢性心力衰竭代偿过度或代偿失调的后果，使用利尿剂可排出多余的钠、水，降低血容量。同时要适当控制钠盐的摄入。

（五）改善组织的供氧

给氧（吸氧）是对心力衰竭患者常规治疗措施之一。近年来，有人用高压氧治疗多种疾病，其中包括心力衰竭，借以提高血液的携氧能力和改善组织的供氧情况。

（六）加强护理，密切观察

保持患者的身心安静。采取适当体位（如坐位或半卧位），减轻患者呼吸困难。长期卧床者，应注意翻身以防止压疮的发生。注意观察患者有无心力衰竭表现，特别是：①呼吸困难，咳嗽，咳痰；②心率、心律、血压、体温、尿量、体重和水肿等变化；③治疗反应及药物的毒副作用。

三、心力衰竭的药物治疗

（一）肾素－血管紧张素－醛固酮系统（RAAS）抑制剂

1.血管紧张素转化酶抑制剂

拮抗循环及局部组织中血管紧张素Ⅱ的生成，对抗心室重构，改善不良的血流动力学效应，降低交感神经活性，既能消除或缓解充血性心力衰竭症状、提高运动耐力、改进生活质量，防止和逆转心肌肥厚，降低病死率，还可延缓尚未出现症状的早期心功能不全的进展，延缓心力衰竭的发生。血管紧张素转化酶抑制剂与利尿剂作为治疗心力衰竭的一线用药广泛用于临床。该类药物有卡托普利、依那普利、赖诺普利、福辛普利等。

2.血管紧张素Ⅱ受体阻滞剂

直接阻断血管紧张素Ⅱ与其受体结合，发挥拮抗作用，预防及逆转心血管重构。常作为血管紧张素转化酶抑制剂不耐受者的替代品。该类药物有氯沙坦、缬沙坦、坎地沙坦等。

3.醛固酮拮抗剂

能防止左室肥厚时心肌间质纤维化，改善血流动力学及临床症状。该类药物有螺内酯等。充血性心力衰竭时单用螺内酯作用较弱，与血管紧张素转化酶抑制剂合用效果更佳。

（二）利尿剂

促进钠、水排泄，减少循环血容量，消除或缓解静脉淤血及其引发的肺水肿和外周水肿，改善心功能，缓解气促。作为一线用药广泛用于各种心力衰竭的治疗。常用氢氯噻嗪、呋塞米等。

（三）β受体阻滞剂

有减慢心率和降低心肌耗氧量的作用，且拮抗交感神经活性，有抗心律失常与抗心肌缺血作用。被推荐为治疗慢性心力衰竭的常规用药。有美托洛尔、比索洛尔等。

（四）扩血管药

能迅速扩张容量血管和周围阻力血管而降低心脏的前、后负荷，增加每搏输出量，降低心室充盈压，改善急性心力衰竭症状。该类药物有硝酸甘油、硝酸异山梨酯、单硝酸异山梨酯、硝普钠、肼屈嗪等，其中硝普钠静脉滴注后2～5分钟见效，可快速控制危急的充血性心力衰竭，适用于急性肺水肿、高血压危象等危重病例。

（五）强心苷类药

能增加衰竭心肌收缩力，增加心输出量，减慢心率，直接收缩血管平滑肌，使外周阻力上升。该类药物有地高辛和毒毛花苷K等。多用于以收缩功能障碍为主，对利尿剂、血管紧张素转化酶抑制剂和β受体阻滞剂疗效欠佳者。

（六）非强心苷类正性肌力药

能增强心肌收缩力，增加心输出量，降低外周阻力，提高运动耐力，改善充血性心力衰竭症状。该类药物中多巴胺多用于急性心力衰竭；多巴酚丁胺用于对强心苷反应不佳的严重左室功能不全和心肌梗死后心功能不全者，但血压明显下降者不宜使用；米力农和氨力农主要用于心力衰竭时短时间的支持疗法，尤其是对强心苷、利尿剂和扩血管药反应不佳的患者，临床仅供短期静脉给药治疗急性心力衰竭。

四、慢性心力衰竭（CHF）的非药物治疗

非药物治疗包括心脏植入型电子器械治疗、机械循环辅助装置（MCS）、心脏移植和细胞治疗等。心脏植入型电子器械治疗主要包括心脏再同步化治疗（CRT）和预防性植入型心律转复除颤器（ICD）治疗。CRT 在利用三腔起搏器使房室同步激动的同时，达到左、右心室的同步激动，实现心脏电－机械再同步[①]，用于纠正 CHF 患者的心脏失同步以改善心衰。李志刚等[②]通过临床疗效观察发现，不同病因的 CHF 患者在实施 CRT 治疗后，均改善了心功能，取得了一定的临床疗效。ICD 用于 CHF 患者心脏性猝死的一级、二级预防，可治疗持续性室速或室颤。机械循环辅助装置（MCS）主要包括体外生命支持装置（ECLS）、体外膜肺氧合装置（ECMO）和经皮心室辅助装置。刘彤等[③]认为机械循环辅助装置可帮助心力衰竭患者过渡至心力衰竭诱因消失或者心功能恢复，还可以使危重患者安全过渡至心脏移植甚至替代移植。心脏移植是各种原因引起心力衰竭终末阶段的有效治法，黄洁等[④]回顾性分析阜外医院单中心心脏移植术后患者的中长期生存率发现，进行心脏移植术的 733 例患者中，总体生存率 5 年占 86.8%，10 年占 72.4%。干细胞是一类多潜能细胞，具有定向分化与自我更新能力的双重生物学特性，根据现阶段研究表明干细胞移植能够减少瘢痕形成、增加活性心肌组织，可能替代坏死的心肌细胞，因此，目前被视为治疗心力衰竭终末阶段的新疗法[⑤]。内源性心脏干细胞由于具有修复受损

① 潘索亚，顾翔 . 慢性心力衰竭器械治疗研究进展 [J]. 医学理论与实践，2019，32（21）：3431-3432，3430.

② 李志刚，胡咏梅 . 心脏再同步化治疗不同病因慢性心力衰竭的临床疗效 [J]. 中西医结合心脑血管病杂志，2019，17（16）：2493-2496.

③ 刘彤，宋德利，刘小慧，等 . 机械循环辅助在心力衰竭中的应用 [J]. 心肺血管病杂志，2015，34（10）：782-787.

④ 黄洁，廖中凯，宋云虎，等 . 阜外医院单中心心脏移植患者中、长期生存率分析 [J]. 中国循环杂志，2018，33（S1）：43-44.

⑤ 梁小婷，范慧敏，刘中民 . 干细胞治疗心力衰竭临床研究进展 [J]. 心血管病学进展，2018，39（3）：379-384.

心肌的作用而被认为最具有发展前景的干细胞[1]。未来临床应用干细胞移植技术治疗心力衰竭的前景广阔，这项技术有望突破当前慢性心力衰竭的治疗瓶颈。同时，诱导多功能干细胞衍生的心肌细胞具有旁分泌效应，能够利用其建立治疗心力衰竭的新策略。

五、心力衰竭的护理措施

（一）休息

病室应安静舒适，避免各种精神刺激。保持大便通畅，必要时用开塞露通便。体位取半坐卧位（小婴儿取 15° ～ 30° 斜坡卧位）。

（二）吸氧

有呼吸困难、发绀、低氧血症者给予供氧。有急性肺水肿患儿吸氧时，湿化瓶可改盛 20% ～ 30% 乙醇，间歇吸入，每次 10 ～ 20 分钟，间隔 15 ～ 30 分钟，重复 1 ～ 2 次。

（三）控制食盐摄入

轻者可给予少盐饮食，即每日饮食中钠盐不超过 0.5 ～ 1g；重者无盐饮食。尽量减少静脉输液或输血的量，每日总量宜控制在 75mL/kg 以下，输入速度宜慢，以 < 5mL/（kg·h）的速度为宜。

（四）严密观察病情

（1）观察患者神志、末梢循环、生命体征、尿量，每半小时观察、记录一次，必要时进行心电监护，及时了解病情变化，及时与医师联系。

（2）正确记录 24 小时出入量，定时测量体重。

（五）药物治疗的护理要点

1.洋地黄制剂

严格遵医嘱给药，牢记使用洋地黄的注意事项，观察有无中毒反应。

2.利尿剂

①掌握用药时间，根据利尿剂的利尿作用时间安排给药，并尽量在早晨及上午给药，避免夜间排尿过多而影响休息。②仔细观察患者有无水肿等体征变化，定时称体重及记录尿量。③密切观察有无电解质失衡，长期应用利尿剂时应注意有无精神萎靡、乏力、腹胀、心音低钝、心律失常等低血钾的临床表现，必要时可查心电图和血钾，以便确诊，用药期间应补充含钾丰富的食物，如香蕉、橘类、绿叶蔬菜等。

---

① 张开泰,张淑芹,刘华.干细胞治疗心力衰竭的研究进展[J].中国临床研究,2018,31（3）:427-429.

3.血管扩张剂

①按时准确给药，并密切观察病情变化，以指导用药。②注意药物的副作用，主要是血压下降，其次是心悸、头痛、恶心。在用药前应测量血压、心率，用药过程中应监测复查，酌情调节滴速，发现不良反应，应及时通知医师做好处理。③应用硝普钠治疗时要严格掌握剂量，使用监护仪专人监测血压改变。同时输液瓶、管要用黑布包裹避光。

（六）做好心理护理

心力衰竭是一种慢性疾病，且反复发作，当患者出现呼吸困难等一系列临床症状时，身心极度痛苦，所以护理人员必须掌握心衰患者的心理特点，根据患者不同的文化、职业、经历和心理需求等有效地展开心理护理。

（1）要热情、耐心地给予护理并加以安慰，解除患者的紧张情绪。为患者讲解心衰的医学知识，如心衰的起因、治疗、预后等，以减轻患者心理压力，树立战胜疾病的信心。

（2）护士要与患者建立起指导—合作或共同参与的护患模式，护士与患者共同参与疾病的治疗护理，不仅调动了护士积极性，而且调动了患者的积极性，这对护理质量和护士自身素质的提高、护患关系的融洽以及疾病的恢复有着积极的作用。

（3）营造和谐的家庭气氛，避免易发作因素，家庭成员给予心衰患者心理支持，鼓励患者参加各种娱乐活动，调动生活情趣，调整心情，提高免疫力，加强身体素质，从而减少心衰的发生。

（4）加强与患者的思想交流，时刻以乐观开朗的情绪、态度去感染患者，从而促进患者处于有利于康复的最佳心理状态，真正发挥心理护理的作用。

第三节　心律失常的防治与护理

一、心律失常的预防

心律失常的发生多数是由心脏疾患引起的，完全预防心律失常发生有时非常困难，但可以采取适当措施，减少心律失常的发生。

（一）避免诱发因素

一旦确诊后患者往往高度紧张、焦虑、忧郁，迫切要求用药控制心律失常而完全忽略病因、诱因的防治。患者可结合以往发病的实际情况，总结经验，避免可能的诱因，比单纯用药更简便、安全、有效。

（1）稳定情绪：心律失常的发生与加重，多在过度疲劳、紧张和情绪激动时容易诱发。如窦性心动过速、偶发房性期前收缩、偶发室性期前收缩、阵发性室上性心动过速等功能性改变，经过休息及调整情绪，期前收缩及过速的心率可恢复正常。所以患者要以平和的心态去对待，避免过喜、过悲、过怒，不计较小事，遇事自己能宽慰自己，不看紧张刺激的电视节目、球赛等。

（2）保证睡眠：心律失常患者在睡前不宜喝刺激性饮料，如咖啡、茶、可乐等，尤其是快速性心律失常或曾经有过快速性心律失常的患者。睡前不宜看令人兴奋、激动的比赛或节目。睡前不宜进行过多谈话，不宜晚睡。睡眠的卧位应采取右侧卧位，身体自然屈曲，这种姿势有利于血液的回流，减少心脏负担。若有心功能不全，常感胸闷、呼吸困难，不能平卧者，应采取半卧位或30°坡度卧位。卧具应温暖、柔软、舒适，不应感到过冷或过热。

（3）注意劳逸结合：不勉强运动或运动过量，不做剧烈及竞赛性活动，洗澡水不要太热，洗澡时间不宜过长。

（4）节制性生活，不从事紧张工作，不从事驾驶员工作。

（5）养成良好的排便习惯，避免因为便秘而加重心律失常。

（二）合理用药

器质性心脏病患者的心律失常，虽然经过休息调养，期前收缩可以减少，但完全消失及控制，往往需要配合药物治疗原发病及心律失常，方能取得更好疗效。

心律失常治疗中强调用药个体化，而有些患者往往愿意接受病友的建议而自行改药、改量。这样做是危险的。患者必须按医生要求服药，并注意观察用药后的反应，应尽量少用药，做到合理配伍。

急用的药品应放在离床较近的地方，以便伸手可以拿到。有严重心律失常或伴有心力衰竭者，应准备氧气备用。

二、心律失常的治疗

心律失常的治疗可分为药物治疗、机械及电治疗、射频消融术、心脏起搏器治疗等。

（一）药物治疗

心律失常的药物治疗中强调用药个体化，应请医师诊治后，严格按照医嘱服用药物，并注意观察用药后的反应，做到合理配伍。治疗无器质性心脏病的期前收缩应尽量避免诱发因素，大多数不必药物治疗。但症状明显的，可用美西律（慢心律）、普罗帕酮（心律平）、稳心颗粒等药物治疗。治疗期前收缩的药物有洋地黄、利多卡因、普鲁卡因胺（普鲁卡因酰胺）、普萘洛尔（心得安）、索他洛尔、苯妥英钠、奎尼丁、维拉帕米（异搏定）和氯化钾等，应请医师诊治后，严格按照医嘱服用。治疗缓慢心律失常一般选用增强心肌自律性和加速传导功能的药物，如拟交感神经药（异丙肾上腺素等）、迷走神经抑制剂（阿托品）或碱化剂（克分子乳酸钠或碳酸氢钠）。治疗快速心律失常一般选用抑制心肌自律性和减慢传导功能的药物，如迷走神经兴奋药（新斯的明、洋地黄制剂）、拟交感神经药物间接兴奋迷走神经（甲氧明、新福林）或抑制异位心律的药物（奎尼丁、普鲁卡因胺、利多卡因、苯妥英钠、溴苄铵、钾盐和 β 肾上腺素受体阻滞剂等）。

（二）反射性兴奋迷走神经

一般来说快速性的心律失常是能够选用兴奋迷走神经的方法治疗的，治疗阵发性室上性心动过速有效，对室性心动过速无效。方法有压迫眼球、按摩颈动脉窦、捏鼻用力呼气、屏住气等。如果出现严重心脏病，导致心律失常的话，最好的办法就是带患者到医院的心血管内科就诊。

（三）电起搏与电复律

电起搏治疗是以低能量电流有规律地按一定频率刺激心房或心室，来维持心脏活动的方法，常用于治疗缓慢心律失常，亦用于治疗折返性快速心律失常。直流电复律一般用于快速心律失常的转复，是用高压直流电短暂经胸壁或直接通过心脏，使正常和异常起搏点同时除极，恢复窦房结作为最高起搏点的治疗方法。为了保证安全，还利用患者心电图上的 R 波触发放电，避免易惹期除极发生心室颤动的可能，因而称为同步直流电复律。适用于心房扑动、心房颤动、室性和室上性心动过速的转复。治疗心室扑动和心室颤动则用非同步直流电复律。电复律疗效可靠而安全，已被认为是某些快速心律失常（如心室扑动、心室颤动、室性心动过速、心房颤动等）的主要治疗方法。

（四）射频消融术

射频消融术就是在 X 线血管造影机的监测下，通过穿刺股静脉、股动脉或锁骨下静脉，把电极导管导入心腔特定部位，先检查确定引起心动过速的异常结构的位置，然后在该处局部释放 100kHz ～ 1.5MHz 的高频电流，在很小的范围内产生较高的温度，通过热效能，使局部组织内水分蒸发，干燥坏死，无痛，不需全麻，局部组织损伤均匀、范围小、边界清楚，容易控制。

射频消融术的优点有以下几点：①创伤轻微，手术过程只需局部麻醉，患者术后 4 ～ 8 小时即可下床活动，第 3 天即可出院，1 周内可恢复正常工作。

②成功率高达 80% ～ 95%，某些类型的快速性心律失常在有经验的介入中心成功率更高；复发率约为 1% ～ 2%，且复发病例可以通过再次手术达到根治目的。③费用不高，一般家庭都能承受。

这些年，这项技术在我国发展迅速。由于我国患者总数多，所以在手术熟练程度及部分病种的成功率方面已达到发达国家水平。心导管射频消融适合的心律失常有阵发性室上性心动过速、预激综合征、心房扑动和房性心动过速、阵发性室性心动过速、心房纤颤（阵发性和持续性）和室性期前收缩。

（五）心脏起搏器治疗

起搏器治疗用于心动过缓并且引起相关症状的患者。心脏起搏器植入治疗心律失常要注意以下几点：①适当锻炼、避免过劳。术后 3 个月内避免术侧上肢剧烈活动和搬动重物，以防电极移位和囊袋出血，每天保持适量运动。②生活规律、情绪稳定，养成良好的作息习惯，生活规律，避免过度疲劳，注意防寒保暖。③定期到专科医院检测，定期去医院进行起搏器功能的监测，起搏器电量即将耗尽时需尽快更换起搏器。④手术后请您避开以下环境，防止干扰：a. 不要接近强磁场、电场，接触家电如感觉异常应远离；b. 防止医院环境的干扰，在去医院进行检查时需要告诉医生和护士自己植入了起搏器，防止在就诊过程中带来不必要的伤害。

三、老年患者心律失常预防和护理要点

（一）老年患者的日常预防

老年人平常注意以下几个方面，有助于预防心律失常。

（1）加强体育锻炼，增强身体的抵抗力。

（2）积极治疗可引起心律失常的原发病，如高血压、心肌梗死、心肌炎、心力衰竭和电解质紊乱等。

（3）尽量避免长期、大量服用可引起心律失常的药物，包括抗心律失常药物。因为抗心律失常药物可引起新的心律失常，医学上称为"抗心律失常药物的致心律失常作用"。

（4）养成良好的饮食习惯，尽量避免饮浓茶和咖啡，以及吸烟和偏食等。

（5）避免过度劳累，保持足够的睡眠。

（6）避免剧烈的情绪波动。

（7）保持大便通畅。

（二）老年患者的用药注意事项

（1）抗心律失常药属高危药物，选用不当可加重心律失常，甚至将良性心

律失常转化为恶性心律失常，可直接威胁患者的生命安全。对初次发作心律失常者，需在有经验的临床医生指导下，选用适当的药物。

（2）要在医生的指导下，掌握正确治疗方案，主动配合治疗。第一，在医生指导下，合理应用抗心律失常药，用药时不盲目求洋、求新、求多，更不要看广告用药，要选用大家公认的高效、毒副作用小的药物。第二，了解自己的真实病情，学习有关的疾病防治知识，掌握自己发病的特殊规律，细心总结经验，逐步达到自我观察、自我护理、自我康复的高水平的自我防治。第三，严格按生理卫生要求，科学地规范自己的生活方式。注意调整个人心态，做到劳逸结合，生活有规律。

（3）在应用或调换抗心律失常药物时，尤其在应用初期即1～2周内，必须严密监护心脏，最好用24小时动态心电监测或床边心电监护。

（4）对于老年人心律失常应进一步查明病因，同时针对病因进行治疗。积极查找病因及去除病因是治疗心律失常的根本措施之一。

第四节　周围血管病的防治与护理

一、周围血管病概述

周围是相对于中心而言的。一般认为，心血管、脑血管属于中心血管。除了心、脑血管以外的血管都属于周围血管，周围血管包括动脉、静脉和淋巴。临床上将心脑血管病以外的血管疾病统称为周围血管病。周围血管病包括动脉、静脉及淋巴3个系统的疾病。主要包括血栓闭塞性脉管炎、动脉硬化闭塞症、糖尿病足、静脉炎、深静脉血栓、血管炎、雷诺氏综合征、末梢神经炎等。周围血管病对人体的危害也是非常大的，不及时治疗，可能会有截肢的危险甚至危及生命。

二、周围血管病的危害

目前，周围血管疾病的发病率逐年升高，已成为严重危害中老年人身体健康的顽疾。周围血管疾病是全身血管疾病的一部分，其病理变化早在心脑血管疾病出现之前就已经出现，近年其发病逐渐呈现年轻化。此类疾病一般起病隐匿，症状不典型，进展缓慢，可怕的是，许多人对周围血管疾病缺乏足够的认识，当肢体出现麻木、疼痛、溃疡时，已经失去了最佳治疗时机，以致疾病进入中晚期，肢体严重缺血、缺氧、剧痛、坏疽，最终截肢，造成终身残疾，甚至危及生命。因此对周围血管病要做到早发现、早治疗。

三、周围血管病的预防

预防周围血管病要尽早开始。无论是动脉系统疾病还是静脉系统疾病，日常保健很重要，这是一个长期坚持的过程，从中青年时期就要开始，不然等到肢体发病时再临时抱佛脚，就已经晚了。

（一）严格戒烟

吸烟对周围血管有害，也是致病因素之一。因为尼古丁是一种收缩血管的物质，长期吸烟可以引起肢体动脉处于持续的痉挛状态，日久发生血管壁的营养障碍；烟碱还可以使动脉血与氧的结合减弱，血液黏稠度增高，使肢体血流缓慢，逐渐导致血栓形成而产生肢体血管疾病。

（二）避免寒冷与外伤

寒冷是肢体血管疾病诱发和致病的主要因素，防寒同时应注意防湿。

（三）注意饮食结构

增加人体必需的营养素如蛋白质、脂肪、糖类、维生素、无机盐和水等的摄入。选择胆固醇含量低的食物，多喝水或淡茶水，可以减少肠内胆固醇的吸收，防止高脂血症与动脉硬化。同时少食高热量食物。

（四）切忌肢体久静不动

肢体久静不动是静脉疾病发生的高危因素。一段时间后，尽可能变换体位，活动肢体，以改善局部血液循环。注意足部的保健、养护。切忌用过热的水烫脚，鞋袜要轻便、柔软、保暖。

（五）坚持锻炼身体

坚持体育锻炼，避免肥胖，每年常规体检，有利于筛查周围血管疾病的高危因素，如高血脂、高血压、冠心病、糖尿病等，一旦查出问题，要积极正规治疗，降血脂、降血压、控制血糖。

四、周围血管病的中医探微

周围血管病是一组常见的皮肤病，包括血栓闭塞性脉管炎、大动脉炎、血栓性静脉炎、肢端坏死性血管炎、结节性血管炎、红斑性肢痛症、过敏性紫癜、雷诺症等。一般情况下，中医多数主张化瘀通络，解毒止痛，然而在临床实践中，有的用之有效，有的用之罔效，究其原委，应从发病本质去探讨，另辟蹊径。《医述》曰："人身有经，有络，有孙络，气血由脾胃而渗入孙络，由孙络而入各经大络，而入十二经，譬之沟洫之水流入溪，溪之水流入江河也。"由此可见，古人将经络分为三个层次，而且对它们的流向都有了明确的认识，这些论述对于认识周围血管病的发生及指导用药，都具有十分重要的意义。

（一）寒盛血凝

寒为阴邪，易伤阳气，寒性凝滞。人身气血津液全赖阳气温煦与推动，才能畅行无阻。若寒邪外侵，先犯经络，进而出现诸多症状，如指端青紫冰冷，或者苍白不温，遇热则舒缓，遇冷则加重。同时伴有程度不等的疼痛或麻木。代表病种有血栓闭塞性脉管炎、雷诺症等。选用方剂：蠲痹汤加减。组方：羌活、独活、桂枝、秦艽、当归、川芎、地龙、制乳香、广木香各 10g，黄芪、鸡血藤各 10～30g。方用二活、秦艽祛寒通络；黄芪、广木香、当归、川芎益气活血，促使气行则血行更畅；地龙、鸡血藤、制乳香理气活血，散瘀止痛。诸药合用，共奏散寒通络、理气止痛之效。

（二）阳虚血滞

论阳要义有三：一是形气，形气者，阳化气，阴成形，是形本属阴，凡通体之温，阳也；二是寒热，热为阳，寒为阴，春夏之暖为阳，秋冬之冷为阴；三是水火，水为阴，火为阳，造化之权，全在水火。由此可见，命之所系，为阴与阳。然而一旦出现阴阳之偏，则为偏害，为之疾，不可不察。《济生方》曰："大抵真阳既弱，胃气不温，复啖生冷冰雪以益其寒，阴沍于内，阳不能胜，遂致呕吐涎沫，畏冷憎寒，手足厥逆，饮食不化，大腑洞泄，小便频数，此皆阴偏胜而为痼冷之证也。"结合周围血管病的临床实践而言，这里的病变不仅累及脏腑，而且波及经络，特别要指出至关重要的一点，胃气不温，复啖生冷，由此说明脾胃阳虚是十分重要的。这是因为谷气足，则胃气充；阳气充则谷气化，胃统五脏六腑，从某种意义上讲，胃气概括了脾之阳气。代表病种有深静脉炎、变应性皮肤血管炎、大动脉炎（心脏受损）等。选用方剂是黄土汤加减：白术、炙甘草、阿胶（烊化）、苏梗各 10g，制附块（先煎）、菟丝子、茯神、丹参、仙鹤草各 12g，红花、姜黄各 4.5g。方用白术、甘草、茯神、制附块温阳扶脾，振奋胃阳，有利于寒与瘀的运化；苏梗、丹参、红花、姜黄行气活血，散瘀止痛；阿胶补血止血；菟丝子、仙鹤草益肾宁血，血宁则瘀滞不留。

（三）气虚血阻

气血学说是中医核心理论之一，气血作为构成人体的两种基本物质，其属性与功能是相互依存的。唐容川说："载气者，血也；而运血者，气也。"明代朱橚在《普济方》中进一步阐述了气血的互根关系："气者，血之帅也。气行则血行，气止则血止，气温则血滑，气寒则血凝，气有一息之不运，则血有一息之不行。"一旦患者素体虚弱，或者外伤，或者产后，或者久病，均可导致气虚，血行不畅，表现为皮里膜外出现大小不等的结节或者肢体肿胀、疼痛。代表病种有深静脉炎、晚期血栓闭塞性脉管炎、雷诺症等。选用方剂为人参养荣汤加减：党参、炙甘草、黄芪、熟地黄、丹参、地龙、茯苓、白术各 10g，当归、陈皮、远志、桂心、赤白芍各 8g。方用党参补中益气，炙甘草益气复脉，白芍补血敛阴，三药合用益气补血；黄芪、白术助党参补脾益肺，脾气健则气血生化有源；丹参、地龙活血化瘀、通经活络；熟地黄、当归补血，陈皮理气，使之补血不滞，理气不壅；茯苓健脾渗湿，远志养心安神，桂心补阳活血，三药与补气、补血药物相互配伍，既能温化阳气，又能鼓动气血的生长。

（四）阴虚血阻

患者禀赋阴虚体质，或者内有蓄热，或者风寒湿邪，郁久化热，致使肤腠经络受阻。对此，尤在泾在《金匮翼》一书中曾有过一段综合性论述："脏腑经络，先有蓄热，而复遇风寒湿气客之，热为寒郁，气不得通，久之寒亦化热，则顽痹翕然而闷也。"按照尤氏所论，代表病种有红斑肢痛症、过敏性紫癜。选用方剂滋阴地黄汤加减：生地黄、山药、白芍、炒牡丹皮、茯苓、黄柏各 10g，玄参、生石膏、路路通、忍冬藤各 12g，延胡索、青皮各 6g。方用生地黄、黄柏、白芍、牡丹皮滋阴降火，山药、茯苓健脾化湿，玄参、生石膏清透内蕴之热，青皮、忍冬藤、路路通、延胡索理气通络。全方共奏阴虚得护、血阻通达之效。

（五）经验补白

周围血管病是一组既常见又难速效的皮肤病，因此，处方用药宜守法守方，不可频繁更改。笔者治疗该病的用药体会有四个方面：

1.祛邪不忘扶正

正虚是本，血瘀是标；前者指正气不足，后者指各种致病因子如湿、热、痰、风、寒等所致的血瘀。然而正气不足概括为阴阳气血四大类，阳虚证选用右归丸、八味丸之类，阴虚证选左归丸、大补阴丸之类，气虚证选用四君子汤、补中益气汤之类，血虚证选用四物汤、人参养荣汤之类。祛邪则应据不同病因而异，祛湿邪当分轻重，轻者宜利宜渗，重者宜燥宜化，使湿邪从下窍而出，用药有白术、炒扁豆、苍术、茯苓、泽泻、蚕沙、猪苓、萆薢、赤小豆等。热邪侵肤，以皮肤发红居多，宜清热解毒，用药有蒲公英、生石膏、黄芩、栀子、连翘、绿豆衣、水牛角、野菊花等。痰邪为害，症见皮下结节或者硬块不散，宜化痰散结，用药有浙贝母、胆南星、昆布、海藻、牡蛎、山慈菇、姜半夏等。风邪为六淫之首，患者多数伴有明显瘙痒，或者皮肤损害呈泛发倾向。治宜散风祛邪，用药有防风、荆芥、蝉蜕、威灵仙、浮萍、薄荷、乌梢蛇等。寒邪入侵经络，血流瘀塞，症见肤色紫斑或者肢端发绀冰冷，久病者血脉瘀滞，自觉疼痛。治宜散寒通络，用药有制附块、上肉桂、干姜、沉香、吴茱萸、细辛、鹿角片等。

2.化瘀不忘祛湿

周围血管病以下肢居多，较多的皮肤损害，在皮下可摸及结节或条索，肤色黯红、青紫等。这些都是由于瘀湿互结，阻于皮里膜外所致。在遣方用药时，不可忘用祛湿药，诸如苍术、薏苡仁、赤小豆、豨莶草、槟榔、木瓜、泽泻、蚕沙、赤石脂等。

3.温阳不忘育阴

在大多数病种的初期或终极期，常以阳虚为主，如血栓闭塞性脉管炎、雷诺症、肢端坏死性血管炎等。在用温阳药的同时应酌情加入适量的育阴之品，如玄参、知母、生地黄、牡丹皮、黄精、麦冬、天冬、玉竹、石斛等。温阳药与育阴药的比例，初期以 6 ∶ 4 为宜，终极期以 7 ∶ 3 较为合适。

4.通络不忘散结

凡在患肢发现大小不等的结节或条索，或者肤色黯红，或者肢端冰冷，均应通经活络与软坚散结同时并用。前者用药有路路通、丝瓜络、橘络、地龙等，后者有浙贝母、僵蚕、山慈菇等。与此同时还应加入理气药，如青皮、槟榔，效果可能更好。此外，在周围血管病中，酌加一些行之有效的中成药，也能收到较好的效果。如急性期（症见皮肤焮红、结节肿大、疼痛明显等），选用西黄丸；慢性期和缓解期（症见肤色正常，结节或条索消退缓慢），选用小金丸或全鹿丸以善其后，可谓是上策之举。当然，在强调中医内治的同时，也不排除某些病例可适时使用手术治疗。

五、周围血管病的西医治疗

周围血管病的西医治疗方法详见表5-1。

表5-1　周围血管病的西医治疗方法

治疗方法	闭塞性周围动脉粥样硬化	血栓闭塞性脉管炎	雷诺氏综合征	血栓性浅静脉炎	血栓性深静脉炎
一般治疗	控制动脉粥样硬化的危险因素：适当运动，戒烟，控制高血压、高血脂、糖尿病等	须戒烟，防止寒冷、潮湿和外伤，加强足部运动，促进侧支循环。必要时应用止痛药及高压氧疗	避免精神紧张，注意保暖和戒烟戒酒	患肢应休息、抬高、热敷，酌情口服阿司匹林、吲哚美辛或抗炎药物	急性期必须卧床休息，肿痛基本缓解后可逐步起床活动，但仍定期抬高患肢
改善循环	选用己酮可可碱、妥拉唑林、硝苯地平、利马前列素、低分子右旋糖酐等	应用扩血管药，如妥拉唑林、酚苄明、己酮可可碱，以及低分子右旋糖酐	硝苯地平、妥拉唑林、哌唑嗪或前列腺素E_1等	—	—
溶栓	选用肝素、链激酶或阿司匹林等药物	—	—	对靠近股静脉的大隐静脉炎或浅表静脉炎不断向近心端延伸时，可进行抗凝治疗	常用尿激酶、链激酶或重组组织型纤溶酶原激活剂；溶栓治疗后，用肝素及华法林等维持治疗
外科手术	经皮球囊血管成形术、动脉旁路移植术、动脉内膜剥脱术、腰交感神经节切除术等	腰交感神经节切除术、动脉血栓内膜剥脱术、动脉旁路移植术；发生坏疽时宜截趾（指）肢等姑息术	药物治疗无效者，可做胸交感神经节切除术	—	内科治疗无效且临床症状严重者，可做静脉血栓摘除术或血管旁路移植术

六、周围血管病的整体护理

第一，注意保暖，避免寒冷。保暖有利于患肢的血液循环，对阳虚型患者尤其重要，特别要注意对患肢的保暖。第二，忌烟酒刺激。对周围血管性疾病患者来说戒烟戒酒是治疗的重要内容。第三，变换患肢体位，注意休息和适当运动。下垂患肢可利用重力帮助下肢充盈，抬高患肢有利于肢体的血液回流，减少患肢淤血。因此，要注意体位的变化，达到血液的灌注和回流，并根据患者的情况注意休息和锻炼，特别要活动四肢，促进局部血液循环。但应避免剧烈运动和负重，避免久站、久坐及长时间行走。第四，保持心情舒畅。患者应避免着急、紧张、压抑、激动等不良心理，保持乐观开朗的心情，积极面对疾病，减少不良心理对本病的治疗和康复的影响。部分因不良情绪而导致本病的患者更应注意心理的调节，避免心理压力对血管活动的影响。第五，积极治疗原发疾病。对存在高血压、高脂血症、糖尿病等基础疾病的患者，应积极控制这些疾病，使血压、血糖、血脂处于合理水平。第六，积极预防和治疗并发症。要预防并发肢体感染、坏死等，尽可能地保证患肢的血液供应。另外，还应防止栓子移动造成新的部位的栓塞，特别是心、肺、脑、肾等重要脏器的栓塞，威胁患者生命安全。

第六章　消化系统疾病的防治与护理

第一节　慢性胃炎的防治与护理

一、慢性胃炎概述

慢性胃炎是胃黏膜的慢性炎症，是一种常见的多发病，其发病率在各种胃病中居于首位，且随着年龄的增长，发病率在逐步上升。慢性胃炎主要包括浅表性胃炎、肥厚性胃炎、萎缩性胃炎、糜烂性胃炎四种。在临床上一般无特异性症状，主要表现为上腹胀满、隐隐作痛，或可伴有泛酸、嗳气、恶心、呕吐、食欲减退等症状。慢性萎缩性胃炎还可伴有疲乏、消瘦、贫血等全身症状；而慢性肥厚性胃炎则可能会合并有上消化道出血。根据主要表现症状的不同，本病在中医学中可分属"泛酸""嘈杂""胃脘痛""痞满""纳呆"等范畴。耳针疗法可以调节胃黏膜功能，帮助胃肠运化，以达到缓解不适症状的效果。由于慢性胃炎一般病程较长，应用耳针疗法，需要经过较长时间的治疗，才能巩固疗效，防止症状复发。耳针治疗的同时应注意清除慢性胃炎的各种不利因素，病情较重者建议积极寻求综合治疗。

二、慢性胃炎的预防

第一，保持正常的生活作息规律，定时起居，按时就餐，避免劳累，保证足够的睡眠时间。第二，注意饮食科学合理，细嚼慢咽可以减少食物对胃黏膜的刺激；饮食应有节律，切忌暴饮暴食及食无定时；注意饮食卫生，杜绝外界微生物对胃黏膜的侵害；尽量做到进食精细易消化、富有营养的食物；少食肥甘油腻、辛辣等食物，少饮酒及浓茶。第三，保持精神愉快，心情开朗，情绪良好，树立战胜疾病的信心。第四，积极治疗鼻腔、口腔、咽喉等部位的慢性感染，防止分泌物咽入胃内，破坏胃黏膜。第五，慎用、忌用对胃黏膜有损伤的药物，如阿司匹林、水杨酸类、保泰松、吲哚美辛、激素、磺胺、红霉素、利血平等。

三、慢性胃炎的中医治疗

（一）慢性胃炎的中医穴位按摩治疗

中医认为本病的病位在胃，与肝、脾等脏器密切相关。多因饮食不节、情志不遂、劳逸失调，导致脾不健运、胃失和降而发为本病。由于慢性胃炎多病程较长，久病多耗气伤阴，故其多为虚证或虚实夹杂证，久治不愈可致脾胃日渐虚弱，甚则损及肝肾。

主穴：胃、脾、神门、交感、皮质下等耳穴。

配穴：消化功能薄弱者加胰胆、内分泌等耳穴；肝脾不和者加肝、艇中、三焦等耳穴。

胃耳穴在耳轮脚消失处，即耳甲4区。脾耳穴在BD线下方，耳甲腔的后上部，即耳甲13区。神门耳穴在三角窝后1/3的上部，即三角窝4区。交感耳穴在对耳轮下脚前端与耳轮内缘交界处，即对耳轮6区前端。皮质下耳穴在对耳屏内侧面，即对耳屏4区。胰胆耳穴在耳甲艇的后上部，即耳甲11区。内分泌耳穴在屏间切迹内，耳甲腔的底部，即耳甲18区。肝耳穴在耳甲艇的后下部，即耳甲12区。艇中耳穴在小肠区与肾区之间，即耳甲6、10区交界处。三焦耳穴在外耳门后下，肺与内分泌之间，即耳甲17区。

治疗慢性胃炎的穴位按摩操作：取一侧主穴并随症选取配穴，贴压王不留行，采用点压或按摩手法弱刺激。每隔2～3日换取对侧，两耳交替，坚持每天自行按压3～4次，每穴按压1～3分钟，以出现酸胀感为宜。贴10次为一个疗程，可休息5～7天后继续下一个疗程。

（二）慢性胃炎的中医药方

慢性胃炎多属中医胃脘痛痞满、呕吐等病证范畴。根据本病的病因、临床症状及舌脉表现，临床上分为胃热炽盛型、肝郁气滞型等。对急性胃炎进行辨证施治，亦可配合针刺足三里和内关穴，有镇痛、止吐效果。

1.胃热炽盛

[症状] 胃脘疼痛，胀满，痛处灼热感，口干而苦，恶心呕吐，吐出物为胃内容物，有酸臭味或苦味，饮食喜冷恶热，大便干结，尿黄，舌质红，苔黄厚或黄腻，脉弦滑。

[治法] 清热止痛，降逆通便。

[方药] 大黄黄连泻心汤（大黄6g，黄连3g，蒲公英、黄芩各10g）。

2.肝郁气滞

[症状] 胃脘胀满，攻撑作痛，痛及两胁，情志不畅时更甚，或呕吐吞酸，

嗳气频作，食欲减退，舌质淡红、苔薄白，脉弦。

[治法]疏肝理气，和胃止痛。

[方药]四逆散合小半夏汤加减（醋柴胡6g，炒白芍15g，炒枳壳、姜半夏、元胡、炒川楝子各10g，生甘草3g，鲜生姜3片等）。

3.瘀血阻滞

[症状]胃脘疼痛拒按，痛有定处，食后痛甚，或见有呕血、便血，舌质紫暗，脉涩。

[治法]化瘀通络，理气和胃。

[方药]失笑散加减（蒲黄、五灵脂、丹参各10g，檀香、砂仁各5g等）。

4.胃阴亏虚

[症状]胃脘隐隐灼痛，口渴，咽干，大便干结，舌质红或光剥，脉多弦细。

[治法]养阴益胃，和中止痛。

[方药]一贯煎合芍药甘草汤加减（沙参、麦冬、生地、枸杞子各10g，当归、川楝子各6g，芍药、甘草各5g等）。

5.脾胃虚寒

[症状]胃脘隐隐作痛，喜按喜暖，得食痛减，或呕吐清水，纳少乏力，四肢欠温，大便溏薄，舌质淡，脉弱。

[治法]温中健脾，和胃止痛。

[方药]黄芪建中汤合理中丸加减（黄芪、桂枝、党参、白术各10g，大枣、干姜、白芍各8g，炙甘草、饴糖各5g等）。

四、慢性胃炎的护理

（一）护理评估

1.健康史

询问患者有无饮食不规律，是否经常食用刺激性食物、吸烟、酗酒，是否曾服用损伤胃黏膜的药物；有无口腔、咽喉部慢性炎症，有无慢性肝、胆及胰腺疾病，有无类风湿关节炎，是否做过胃手术或胆囊切除术，有无急性胃炎等病史，首次发病的时间，本次发病的诱因等。

2.身体状况

慢性胃炎病程迁延，常反复发作，缺乏特异性症状，主要表现为上腹部饱胀不适或无规律的上腹隐痛、嗳气、泛酸、食欲减退等消化不良症状，少数患者有呕血与黑便。自身免疫性胃炎可出现明显厌食和体重减轻，可伴有恶性贫血。体征多不明显，可有上腹部轻压痛。

3.心理及社会状况

了解患者的心理活动及对疾病的认识：是否因症状反复发作而产生紧张、焦虑、恐惧心理，是否因症状轻而忽视治疗。了解患者对治疗和护理的要求等。

4.辅助检查

（1）胃液分析：多灶性萎缩性胃炎胃酸正常或偏低，自身免疫性胃炎有胃酸缺乏。

（2）血清学检查：部分慢性胃炎血清促胃液素水平明显升高，血清中可有壁细胞抗体和内因子抗体，维生素 B 水平明显降低。

（3）胃镜及胃黏膜活组织检查：该项检查是诊断慢性胃炎最可靠的方法，通过胃镜在直视下观察黏膜的病损，可取活检进一步确定类型，并可检测幽门螺杆菌（Hp）。

（4）幽门螺杆菌检查：可通过呼气、培养、涂片、尿素酶测定等方法检测幽门螺杆菌。

（二）护理诊断及合作性问题

1.疼痛

腹痛与胃酸分泌增加、胃痉挛、胃黏膜炎症刺激等有关。

2.营养失调（低于机体需要量）

与食欲减退、吸收障碍有关。

3.焦虑

与病程迁延不愈、担心癌变有关。

（三）护理目标

腹痛缓解或消失；进食量恢复正常，消化吸收功能良好，营养中等或良好；焦虑感消失，情绪平稳。

（四）护理措施

1.一般护理

（1）休息与活动：慢性胃炎的发作期或有上消化道出血者，应卧床休息。病情缓解后可恢复正常活动，但应避免过度劳累。

（2）饮食护理：少量出血患者可给予牛奶、米汤等饮食以中和胃酸，有利于黏膜的修复；剧烈呕吐、呕血者应禁食，可静脉补充营养。患者生活要有规律，注意劳逸结合，避免过度劳累。可进食营养丰富、易消化的食物，定时进餐，少量多餐，细嚼慢咽，避免食用生冷、过热、粗糙和辛辣的刺激性食物，戒烟限酒，少食油炸、油煎食物，养成良好的饮食习惯。胃酸缺乏者给予刺激胃酸分泌的食物如肉汤、鸡汤等，或适当食用酸性食物如山楂、食醋等；胃酸高者应避免进食酸性、高脂肪食物。

2. 病情观察

严密观察疼痛的部位、性质、程度及变化，观察呕吐物的量、颜色及性状，对急性腹痛患者还应观察有无生命体征的改变，对慢性腹痛患者应监测体重及大便隐血试验，如发现异常，应尽快报告医生。

3. 用药护理

硫糖铝在餐前1小时与睡前服用效果最好。多潘立酮、西沙必利等促胃肠动力药应餐前服用，不宜与阿托品等解痉剂合用。制酸药宜餐后0.5～2小时服用。同时要注意药物的不良反应，如上腹部不适、食欲减退、口干、心慌、头晕、大便变黑等。停药后上述症状可消失。

4. 对症护理

对于上腹部疼痛患者可遵医嘱给予局部热敷、针灸、按摩和止痛药物，同时护士应安慰、陪伴患者以使其精神放松，消除患者紧张、恐惧心理，使患者保持情绪稳定，从而增强患者对疼痛的耐受性。

5. 心理护理

患者常因呕血、黑便或症状反复发作而产生紧张、焦虑、恐惧心理，护士应向患者说明呕血、黑便及疾病反复发作的原因，给予解释和安慰，并告诉患者，通过有效的自我护理和保健，可减少复发。

6. 健康教育

（1）向患者及其家属讲明病因，避免病因和诱因，并介绍出院后常用药物的名称、作用、用法和不良反应。

（2）向患者及其家属强调饮食调理对预防慢性胃炎复发的重要性，教育患者养成良好的饮食习惯：细嚼慢咽，不食用过冷、过热、粗糙和刺激性食物。叮嘱家属为患者创造良好的进食环境。

（3）有烟酒嗜好者，护士应首先向患者讲明其危害，后与患者及其家属共同制订戒烟、戒酒计划，并嘱家属监督该计划的实施。

（4）告知患者及其家属急性胃炎应及时治疗，以免发展为慢性胃炎；慢性胃炎患者要坚持定期门诊复查，因极少数慢性多灶萎缩性胃炎经长期演变可发展为胃癌。

（五）护理评价

腹痛是否减轻，食欲减退是否消失，营养状况是否改善，情绪是否平稳。

第二节　消化性溃疡的防治与护理

一、消化性溃疡产生的原因

目前认为消化性溃疡是一种多病因疾病。各种与发病有关的因素如胃酸、胃蛋白酶、感染、遗传、体质、环境、饮食、生活习惯、神经精神因素等，通过不同途径或机制，导致上述侵袭作用增强和（或）防护机制减弱，均可促使溃疡发生。

1.损害因素

消化性溃疡的形成和发展与胃液中胃酸和胃蛋白酶的消化作用有关。它发生在与胃酸接触的部位，胃和十二指肠，也可发生于食管下段、胃空肠吻合口附近及 Meckel 憩室。95% ～ 99% 的消化性溃疡发生在胃或十二指肠，故又分别称为胃溃疡或十二指肠溃疡。胃溃疡和十二指肠溃疡在发病情况、发病机理、临床表现和治疗等方面存在若干不同点。

2.削弱黏膜的保护因素

（1）黏液 – 黏膜屏障的保护作用可被胃酸、乙醇、药物等破坏，为溃疡形成创造条件。

（2）黏膜的血运循环和上皮细胞更新发生障碍，在胃酸 – 胃蛋白酶的作用下就有可能形成溃疡。

（3）内生前列腺素合成障碍可能是溃疡形成的机理之一。

3.其他因素

（1）可能与遗传因素有关。

（2）饮食、药物、吸烟和多种药物，如阿司匹林、吲哚美辛、利血平、肾上腺皮质激素等对胃黏膜及其屏障有损害作用。吸烟人群的消化性溃疡发病率显著高于不吸烟者。

（3）全身性疾病的影响。如肝硬化术后、肺气肿、类风湿关节炎。

综上所述，胃酸、胃蛋白酶的侵袭作用增强和（或）胃黏膜防护机制的削弱是本病的根本环节。任何影响这两者平衡关系的因素，都可能是本病发生及复发的原因。

二、消化性溃疡的临床表现

1. 典型症状

慢性、周期性、节律性上腹痛；其他症状，如嗳气、泛酸、烧心、恶心、呕吐、便秘等非特异性上消化道临床表现等。

2. 特殊类型溃疡的临床表现

（1）巨大溃疡：疼痛常严重而顽固，大出血及穿孔较常见，内科治疗无效者比例较高。

（2）球后溃疡：疼痛严重而顽固，夜间痛和放射痛多见，出血率高，易漏诊。

（3）幽门管溃疡：疼痛不典型，餐后疼痛和恶心、呕吐多见，易出现幽门梗阻，内科治疗效果差。

三、消化性溃疡的辅助检查

1. 内镜检查

为首选的确诊检查方法，胃溃疡患者应常规进行活检以排除癌变的可能性。

2. X 线钡餐检查

适用于不能或不愿进行内镜检查的患者。

3. 胃液分析

仅有辅助诊断价值。

4. 大便隐血检查

用于可疑消化道出血和溃疡恶变的患者。

5. Hp 检查

用于判别是否伴 Hp 感染。

四、消化性溃疡的诊断与鉴别诊断

依据本病慢性病程、周期性发作及节律性上腹痛等典型表现，一般可做出初步临床诊断。但消化性溃疡的确定诊断，尤其是症状不典型者，需通过内镜或 X 线钡餐检查才能确诊。需要鉴别的主要疾病有：功能性消化不良、慢性胃十二指肠炎、胃泌素瘤、胃癌、胃黏膜脱垂症、胆囊炎及胆石症。

五、消化性溃疡的治疗与预防

消化性溃疡治疗的目标是消除症状，促进愈合，预防复发及防治并发症。

1.一般治疗

轻症患者可在门诊治疗，症状较重或有并发症者需休息或住院治疗。应禁用损伤胃黏膜的非甾体类抗炎药。精神紧张、情绪波动时可用安定药，但不宜长期服用。

2.药物治疗

（1）减少损害因素的药物：

1）抗酸剂：常用的抗酸剂有氢氧化铝凝胶、达喜、铝镁合剂、乐得胃等。

2）胃酸分泌抑制剂：①组胺 H_2 受体拮抗剂。常用的有西咪替丁、雷尼替丁、法莫替丁等。②质子泵抑制剂（PPI）。常用的有奥美拉唑、兰索拉唑、雷贝拉唑、泮托拉唑等。

（2）加强保护因素的药物：

1）硫糖铝：对十二指肠溃疡和胃溃疡均有较好的疗效。

2）三钾二枸橼酸铋：溃疡面形成保护膜而促进其愈合和较强的抑制幽门螺杆菌的作用。

3）替普瑞酮（商品名施维舒）：有增加胃黏液和促进溃疡愈合的作用。

（3）Hp 根除治疗：应用于伴有 Hp 感染的消化性溃疡。标准方案：PPI 标准治疗剂量（1 天 2 次）＋羟氨苄青霉素 1.0g（1 天 2 次）＋克拉霉素 0.5g（1 天 2 次）。也可换服其他抗菌药，如甲硝唑、替硝唑、痢特灵等。可提高溃疡的治愈率，降低复发率。

（4）对症和辅助治疗：促动力药，如吗丁啉、莫沙必利等适用于胃溃疡或消化性溃疡伴消化不良症状的患者。

3.手术治疗

绝大多数消化性溃疡经内科治疗后可以愈合，因此应慎重考虑是否决定手术。一般手术指征为：经过严格内科治疗不愈的顽固性溃疡，胃溃疡疑是恶变者或有严重并发症内科治疗不能奏效者。

4.并发症及其处理

（1）上消化道出血：上消化道出血是消化性溃疡最常见的并发症，临床医生的诊治原则应包括：第一，迅速稳定患者的生命体征。第二，评估出血的严重程度，估计出血的量。第三，判断出血部位、病因。第四，判断是否继续出血。第五，准备急诊内镜。第六，确定治疗方案。

（2）幽门梗阻：十二指肠球部或幽门溃疡易发生幽门梗阻。治疗包括：①纠正失水、电解质紊乱及代谢性碱中毒。②胃管减压。③静脉注射抑酸剂；静脉注射羟氨苄青霉素。保守治疗经 1～2 周未见好转者，提示梗阻为器质性，应外科手术治疗。

（3）穿孔：急性穿孔是消化性溃疡最严重的并发症之一，需与其他急腹症鉴别，确诊后常需紧急手术治疗。亚急性穿孔一般只引起局限性腹膜炎，经非手术疗法，可以痊愈。慢性穿透性溃疡疼痛剧烈、顽固且节律性消失，常放射至背部。内科治疗难以奏效，可考虑手术治疗。

（4）癌变：溃疡者发生癌变后应尽快手术治疗。

5.预防

注意保持稳定的精神情绪，锻炼身体，增强体质。养成良好的生活、饮食习惯，节制烟酒，避免暴饮暴食及刺激性药物和食物，注意生活规律，劳逸结合，避免各种诱发因素。

六、消化性溃疡的护理

（一）常见护理诊断/问题

1.疼痛

上腹痛与消化道黏膜溃疡有关。

2.营养失调（低于机体需要量）

与疼痛导致摄入量减少，消化吸收障碍有关。

3.知识缺乏

缺乏溃疡病防治的知识。

4.焦虑

与疼痛症状反复出现、病程迁延不愈有关。

5.潜在并发症

上消化道大出血、胃穿孔。

（二）护理措施

1.休息与体位

轻症者适当休息，可参加轻体力活动，注意劳逸结合，避免过度劳累，溃疡活动期大便隐血试验阳性患者应卧床休息 1～2 周。

2.饮食护理

患者宜选用营养丰富、清淡、易消化的食物，以促进胃黏膜修复和提高抵抗力。急性活动期应少食多餐，每天 5～6 餐，少食多餐可中和胃酸，减少胃饥饿性蠕动，同时可避免过饱所引起的胃窦部扩张，增加促胃液素的分泌。饮食以牛奶、稀饭、面条等偏碱性食物为宜。由于蛋白质类食物具有中和胃酸的作用，可摄取适量脱脂牛奶，宜安排在两餐间饮用，但牛奶中的钙质反过来刺激胃酸分泌，故不宜多饮。脂肪到达十二指肠时虽能刺激小肠黏膜分泌肠抑胃液素，抑制胃酸分泌，但同时又可引起胃排空减慢、胃窦扩张，致胃酸分泌增多，故脂肪摄取也应适量。忌食辛辣、过冷、油炸、浓茶等刺激性食物及饮品，戒烟、酒。

3.病情观察

观察患者腹痛的部位、性质、时间及节律；腹痛与饮食、气候、药物、情绪等的关系；定时测量生命体征，同时注意观察患者的面色、呕吐物，以及粪便的量、性状和颜色，以便及时发现和处理出血、穿孔、梗阻、癌变等并发症。

4.对症护理

（1）帮助患者认识和去除诱因：讲解消化性溃疡疼痛的诱因，使患者能够在饮食、情绪、生活节奏等方面多加注意，并做到坚持服药。

（2）腹痛监测。

（3）减轻疼痛的护理。

5.用药护理

（1）H_2受体拮抗剂：药物应在餐中或餐后即刻服用，也可一日剂量于夜间顿服。西咪替丁可通过血脑屏障，偶尔引起精神症状；与雄激素受体结合，影响性功能；与肝细胞色素 P450 结合，影响华法林、利多卡因等药物的肝内代谢，用药期间应注意监测肝、肾功能和血常规。雷尼替丁和法莫替丁不良反应较少。

（2）质子泵抑制剂：不良反应较少，可有头晕，初次应用应减少活动。

（3）胃黏膜保护药：此类药在酸性环境下有效。硫糖铝在餐前 1 小时给药，全身不良反应少，常引起便秘；本药含糖量高，糖尿病患者不宜应用。胶体铋剂在餐前 0.5 小时服用，短期服用可有舌苔和粪便变黑，长期服用可造成铋剂在体内大量堆积引起神经毒性，故不宜长期应用。米索前列醇的常见不良反应是腹泻，可引起子宫收缩，孕妇禁服。

（4）其他药物：抗酸药，如氢氧化铝凝胶等应在餐后 1 小时或睡前服用，以液体制剂效果最好，服用时要充分摇匀，服用片剂时应嚼服。其与奶制品相互作用可形成络合物，要避免同服。

6.心理护理

不良的心理因素可诱发和加重病情，而消化性溃疡患者因疼痛刺激或并发出血，易产生紧张、焦虑等不良情绪，使胃黏膜保护因素减弱、损害因素增加而致病情加重，故应为患者创造安静、舒适的环境，减少不良刺激。多与患者交谈，使患者了解本病的诱发因素、疾病过程和治疗效果，增强治疗信心，克服焦虑、紧张心理。

（三）健康指导

第一，活动与休息指导。指导患者合理安排休息时间，保证充足的睡眠，生活要有规律，劳逸结合，避免精神过度紧张，长时间脑力劳动后要适当活动，保持良好心态，在秋冬或冬春气候变化明显的季节要注意保暖。

第二，饮食指导。指导患者定时进餐，不宜过饱。生活要有规律，避免辛辣、咖啡、浓茶等刺激性食物及饮品，有烟酒嗜好者应戒除。

第三，用药指导。嘱患者避免应用对胃、十二指肠黏膜有损害的药物，如阿司匹林、泼尼松、咖啡因、利血平等。嘱患者遵医嘱按时、正确服药，学会观察不良反应，不随意停药，避免复发。

第四，心理指导。指导患者身心放松，保持乐观精神，促进溃疡愈合。

第五，出院指导。对患者及其家属进一步讲解消化性溃疡的病因和诱发因素，嘱患者定期门诊复查，如有疼痛持续不缓解、疼痛规律性消失、排黑粪等应立即到门诊检查。

第三节　肝硬化的防治与护理

一、肝硬化的预防

第一，重视对各种原发病的预防与治疗，积极预防和治疗慢性肝炎、血吸虫病、胃肠道感染等病症，避免接触和应用对肝脏有毒的物质，尽可能减少致病因素。

第二，保持情绪稳定。肝脏与精神情志的关系是非常密切的。如果情绪不佳、精神抑郁或者暴怒激动，都有可能会影响到肝脏的功能，成为肝硬化的诱发因素，或者是加速原有肝硬化病变的发展。应该让自己保持心情开朗，管理好自己的情绪和脾气，这些都十分有益于肝脏的健康。

第三，用药从简。盲目过多地滥用一般性药物，都会加重肝脏的负担，十分不利于肝脏的健康以及原有肝病的恢复。对肝脏有害的药物如异烟肼、巴比妥类，应该慎用或忌用。

第四，适当运动，动静结合。适当运动可以增强体质，也可促进肝脏健康，适当地增加户外活动，如散步、踏青、打球、打太极拳等，既能使人体气血通畅，促进吐故纳新，强身健体，又可以怡情养肝，也可提高人体的免疫力。

第五，戒烟忌酒。酒能助火动血，长期饮酒，尤其是饮用烈性的酒，可以导致酒精性肝硬化。长期吸烟也非常不利于肝病的稳定和恢复，能够加快肝硬化的进程，而且还有促发肝癌的危险。因此，肝病患者一定要坚决远离烟酒，保护自己已经受伤的肝脏不再受到更多的伤害。

第六，注意饮食调护。在饮食方面，要以低脂肪、高蛋白、高维生素和易于消化的饮食为宜。而且，应当做到饮食定时、定量、有节制。在肝硬化的早期，可以适当地多吃一些豆制品、水果、新鲜的蔬菜等，要适当地进食一些糖类、鸡蛋、鱼类、瘦肉等。当肝功能显著减退并有肝性昏迷的先兆时，应当对蛋白质的摄入进行适当的控制，提倡低盐饮食或忌盐饮食。食盐每日的摄入量不得超过 1～1.5g，饮水量应当限制在 2 000mL 以内，发生严重腹水的现象时，食盐的摄入量一定要控制在 500mg 以内，水的摄入量应当保持在 1 000mL 以内。此外，肝硬化患者还应当忌食辛辣刺激和坚硬生冷的食物，同时也不宜进食过热过烫的食物，以防并发出血症状。

二、肝硬化的中医治疗

肝硬化是一种常见的由不同病因引起的慢性进行性、弥漫性肝脏疾病。其病理特征为肝细胞变性、坏死、结节性再生，纤维组织增生，假小叶形成，肝结构紊乱，以致影响肝内正常血流，使血液循环瘀滞。治疗时要分清气滞、血瘀、湿热及寒湿的偏胜，分别采取行气活血、破瘀逐水、清热化湿、温化寒湿及健脾利水等法，同时还需注意攻补兼施。中医治疗肝硬化的秘方有以下几种。

（一）黄芪丹参黄精汤

黄芪、丹参各 20～30g，黄精、鸡内金（研末冲服）、板蓝根、连翘、败酱草各 15～20g，白术、茯苓、郁金、当归、女贞子各 12～15g，紫河车（装胶囊吞服）2～5g。水煎取药汁每日 1 剂，分两次服用。可益气养阴，解毒消积。适用于早期肝硬化。

（二）理气通络利水汤

茵陈 20g，丹参、郁金、木通、地龙、七叶一枝花、连翘、白术、柴胡各 10g，板蓝根、厚朴各 15g，生黄芪、白茅根、王不留行各 30g，熟大黄 6g。水煎 30 分钟，去渣取药汁。每日 1 剂，分两次服用。可理气活血，通络利水。适用于肝硬化腹水。

（三）清热利胆退黄汤

茵陈 50g，金钱草、白茅根各 30g，郁金、丹参、栀子、大黄、木通各 10g，黄柏 20g，滑石粉 15g。先煮茵陈 15 分钟，去渣取药汁，再合煮其他药材 30 分钟，去渣取药汁。将分煎的药汁混合。每日 1 剂，分两次服用。可清热祛湿，利胆退黄。适用于胆汁性肝硬化。

（四）滋补肝肾治臌汤

生地黄、郁金各 10g，山药 12g，丹参、石斛各 30g，丹皮、泽泻、女贞子各 9g，楮实子 20g，白茅根、车前子、冬瓜皮、山萸肉各 15g。水煎 60 分钟，去渣取药汁。每日 1 剂，分两次服用。可滋补肝肾，利水消臌。适用于肝硬化腹水。

（五）理气除胀治臌汤

柴胡、枳壳、郁金、大腹皮各 9g，木香、沉香各 6g，丹参、连翘、车前子各 15g，厚朴 12g，白术、白芍各 10g。水煎 20 分钟，去渣取药汁。每日 1 剂，分两次服用。可疏肝理气，除湿散满。适用于门静脉性肝硬化。

（六）软肝利水汤

丹参、白茅根各 60g，猪苓、茯苓各 20g，木通、大腹皮、陈皮、莱菔子各 10g，茵陈 15g，木香 6g，甘草 3g。上药水煎 3 次，混合三煎所得药汁，共取浓缩药汁 250mL。每日 1 剂，分两次服用。可行气疏肝，利水活血。适用于肝硬化腹水。

（七）补肾养血汤

盐枸杞、制巴戟、制续断、当归、酒白芍、炒枳壳、泽泻、木瓜、萆薢各 9g，川厚朴 6g，汉防己、云茯苓各 12g，北黄芪 15g，竹茹 30g。水煎取药汁。每日 1 剂，分两次服用。补肝肾，养气血。适用于肝硬化腹水恢复期。

三、肝硬化的护理

（一）一般护理

（1）失代偿期应卧床休息，尽量取平卧位，以增加肝肾血流量。卧床期间注意保护皮肤。

（2）给予高热量、高维生素、易消化、无刺激的软食。选用优质蛋白，适量脂肪，限制动物脂肪的摄入。有肝性脑病先兆时，应暂禁蛋白质摄入，有腹水者应给予低盐或无盐饮食。必要时，遵医嘱给予静脉补充营养。

（3）黄疸可致皮肤瘙痒，应避免搔抓皮肤，定时翻身，使用温水或性质柔和的护肤品清洁皮肤。

（4）指导患者遵医嘱按时、按量服药，片剂口服药应研碎服用。肝功能不全或肝性脑病前驱症状出现时，不能随意应用镇静剂、麻醉剂。便秘者给予缓泻剂，保持大便通畅。

（5）观察患者生命体征、意识及尿量变化，定期监测生化指标。

（6）肝硬化病程漫长，患者常有消极悲观情绪，应给予精神上的安慰和支持，使患者保持愉快心情，安心休养，有助于病情缓解。

（二）症状护理

（1）大量腹水时取半卧位，以利于呼吸。抬高下肢，以减轻下肢水肿。男性患者出现阴囊水肿时，可用吊带将阴囊托起。

（2）根据病情给予低盐或无盐饮食，每日液体摄入量不超过 1 000mL。

（3）保持床铺干燥平整，经常更换体位，避免局部长期受压。

（4）观察患者腹水消退情况，注意有无呼吸困难和心悸表现，准确记录每日出入量，定期测量腹围和体重，协助医生做好腹腔穿刺的护理。

（三）健康教育

（1）合理安排作息时间，保证充足睡眠。防止便秘，减少有害物质的蓄积。

（2）禁止饮酒、吸烟。指导正确饮食。

（3）注意保暖，保持居住环境卫生，防止感染。

（4）避免食管静脉曲张破裂的诱发因素，如进食粗糙食物、剧烈咳嗽、腹压增高等。

（5）教会患者正确记录尿量、腹围、体重的方法。

（6）严格遵医嘱服药，尽量避免使用对肝脏有损害的药物，学会识别药物的不良反应及肝性脑病的前驱症状，定期门诊随访。

（四）注意事项

肝硬化患者在日常生活中，需要多休息，才能有利于肝细胞的再生及病情的稳定。但是，下面几点是应该禁止的。

（1）忌滥服药物。肝硬化时，肝功能大大降低，药物在肝内的解毒过程减缓，在体内产生蓄积。凡药三分毒，所以要尽量少用药。

（2）忌酒烟。酒精对肝细胞有直接伤害，要绝对忌酒。香烟中的尼古丁有收缩血管作用，长期吸烟会使肝脏供血减少，影响肝脏的营养吸收，不利于肝病的稳定。

（3）忌食太多的蛋白质。肝硬化患者补充蛋白质，不利于肝组织恢复和再生。

（4）忌大量吃糖。肝硬化患者大量地进食糖，会出现肝性糖尿病和脂肪肝，给肝硬化的治疗带来麻烦。

（5）忌食辛辣和太咸的食物。肝硬化常并发胃黏膜糜烂和溃疡，辛辣食物会使本已受伤的胃黏膜受到刺激，极易造成上消化道出血。食入太多的盐分，容易造成腹水或浮肿，因此肝硬化患者必须严格控制盐的摄入量。

（6）忌情绪悲观。悲观的情绪会使人体免疫功能失调，不利于肝硬化的治疗。

第四节　慢性腹泻的防治与护理

一、慢性腹泻的临床症状

腹泻是一种较常见的临床症状，是指排便次数增多，大便稀薄，甚至泻出如水样。通常粪便中含有 75%～80% 的水分，但若是超过 85%，就是腹泻。腹泻超过两个月的称为慢性腹泻，常由肠道炎症、肿瘤、用药不当、情绪波动及导致消化吸收障碍的疾病等因素引起。慢性腹泻往往会反复发作，久治不愈，还伴有腹胀、腹痛、食欲减退等症状。轻者每日大便数次，重者可十余次，可混有黏液或脓血。根据病变部位，可分为小肠性腹泻、结肠性腹泻、直肠性腹泻。痛在脐周，便后不缓解，便质稀薄，一般为小肠性腹泻；如腹痛有便意，便后腹痛缓解，便质呈黏液或带有脓血的，一般为结肠性腹泻；如伴有里急后重，一般属于乙状结肠或直肠病变。

二、慢性腹泻的中医治疗

（一）十香暖脐膏

肉果 90g，木通 200g，泽泻、猪苓、苍术、高良姜、川厚朴、肉桂各 100g。上药以香油 2 500mL 炸枯去渣，入樟丹熬搅收膏，收储备用。外用，贴脐。适用于脾阳虚损导致的大便时溏时泄，迁延反复，饮食减少，腹胀不舒，喜温喜按，稍进油腻，则大便次数增加，面色萎黄，神疲倦怠，舌淡苔薄腻，脉细弱。

（二）腹泻膏

白胡椒 9g，干姜 6g，鲜姜、葱白各适量，香油或豆油 500mL，樟丹 250g。先将香油或豆油、白胡椒、干姜、鲜姜、葱白置小锅内浸泡 6～8 小时，然后加温，直至将上述药物炸枯，滤油去渣。再炼油至滴油成珠，再放入樟脑，边放边搅，待出现大量泡沫呈黑褐色时，取下小锅，取少许膏置冷水中，以不粘手为度，再放冷水中 72 小时去火毒，温化后将膏药涂于小方纸或布上制成 200 帖。放阴凉处备用。外用，用时将膏药用文火化开，贴于脐眼上，隔日一换。适用于脾阳虚损导致的大便时溏时泄，迁延反复，饮食减少，腹胀不舒，喜温喜按，稍进油腻则大便次数增加，面色萎黄，神疲倦怠，舌淡苔薄腻，脉细弱。

（三）白参止泻膏

白术、芡实各 200g，白芍、枳壳、山药各 300g，陈皮、党参、柴胡各 100g，乌药 60g，白扁豆、石榴皮各 150g，甘草 30g。以上 12 味药加水煎煮 3 次，滤汁去渣，合并滤液，加热浓缩成清膏，再加蜂蜜 300g，拌匀收膏即成，储瓶备用。每次 15～30mL，每日两次，开水调服。适用于肝郁脾虚导致平时多有胸胁胀闷，嗳气食少，每因抑郁恼怒或情绪紧张之时，发生腹痛泄泻，舌淡红，脉弦。

（四）参芪苓术膏

党参、茯苓、白术、山药各 200g，黄芪、薏苡仁各 300g，白扁豆、莲子、阿胶各 150g，砂仁、人参各 50g，陈皮、桔梗各 100g。以上 13 味，除莲子、阿胶、人参外，余药加水煎煮 3 次，滤汁去渣，合并滤液，加热浓缩成清膏。人参另煎兑入，莲子炖至酥烂捣成泥状后调入，再将阿胶加适量黄酒浸泡后隔水炖烊，冲入清膏，和匀，最后加蜂蜜 300g，收膏即成，收储备用。每次 15～30g，每日两次，开水调服。适用于脾胃虚弱导致大便时溏时泄，腹痞满胀痛，不欲饮食，水谷不化，稍进油腻之物则大便次数增多，饮食减少，脘腹胀闷不舒，面色萎黄，肢倦乏力，舌淡苔白，脉弦。

（五）加味四神膏

补骨脂、肉豆蔻、鹿角胶各 150g，吴茱萸 50g，五味子、干姜各 100g，党参、白术各 200g。上药除鹿角胶外，余药加水煎煮 3 次，滤汁去渣，合并滤液，加热浓缩成清膏，再将鹿角胶加适量黄酒浸泡后，隔水炖烊，冲入清膏，和匀，最后加蜂蜜 300g，收膏即成，收储备用。每次 15～30g，每日两次，开水调服。适用于脾肾阳虚导致的大便时溏时泄，迁延反复，饮食减少，腹胀不舒，喜温喜按，稍进油腻则大便次数增加，面色萎黄，神疲倦怠，舌淡苔薄腻，脉细弱。

（六）党参膏

党参28 800g。将上药加水煎煮3次，滤汁榨净，合并3次滤液及榨出液，过滤，加热蒸发成清膏（浓汁），加入冰糖10 000g，熬煎，和匀收膏，收储备用。每次1汤匙，每日两次，开水化服。适用于大便时溏时泄，腹痛满胀痛，不欲饮食，水谷不化，稍进油腻之物则大便次数增多，饮食减少，脘腹胀闷不舒，面色萎黄，肢倦乏力，舌淡苔白，脉弦。

（七）桂金止泻膏

肉桂、鸡内金各3g，硫黄、枯矾、五倍子各6g，白胡椒1.5g，吴茱萸5g，葱白5根。上药除葱白外，其余诸药共为细末。再入葱白共捣烂如泥，再加食醋适量调和拌匀成膏，收储备用。外用时取本膏适量，平摊脐中，按紧，上盖敷料，外以胶布固定。每次贴敷2～3小时揭下，每日1次。适用于脾肾阳虚导致的大便时溏时泄，迁延反复，饮食减少，腹胀不舒，喜温喜按，稍进油腻则大便次数增加，面色萎黄，神疲倦怠，舌淡苔薄腻，脉细弱。

（八）涩肠止泻膏

①补骨脂、肉豆蔻、吴茱萸、诃子、五味子、附子各20g，赤石脂、芡实、莲子各30g，禹余粮、乌梅、石榴皮、椿皮、金樱子各24g，炮姜、干姜各12g。②生姜、薤白、榆白皮、桃枝各12g，益母草、诸葛菜、车前草、石菖蒲、花椒、白芥子各3g，皂角、赤小豆各6g。将以上两组药物浸泡于1 580g芝麻油内，冬十、秋七、春五、夏三日，置锅内慢火熬至药枯去滓，熬药油成，下黄丹收存，再入炒铅粉30g，松香24g，密陀僧、生石膏各12g，陈壁土、白矾、轻粉各6g，官桂、木香各3g，后入牛胶（酒蒸化）12g，拌匀制成膏，分摊于红布上，折叠备用。外贴，将膏药加温变软，揭开贴于天枢、神阙、上巨虚穴处。适用于久泻、久痢导致的肛门下脱，形寒肢冷，腰膝酸软，舌淡苔白，脉象沉细。

（九）肠安膏

黄芪15g，肉桂、黄连各3g，公丁香、冰片各5g，白术、白及、白芷各10g，白头翁30g，小茴香6g。上药共为细末备用。每次取上述药末5～6g，用米醋调成稠膏状，敷于神阙穴，伤湿止痛膏覆盖固定，两日换药一次。1个月为1个疗程。适用于脾肾阳虚导致的大便时溏时泄，迁延反复，饮食减少，腹胀不舒，喜温喜按，稍进油腻则大便次数增加，面色萎黄，神疲倦怠，舌淡苔薄腻，脉细弱。

三、慢性腹泻的护理

（一）慢性腹泻的护理要点

1.饮食护理

慢性腹泻患者的饮食以少渣、易消化食物为主，避免生冷、多纤维、味道浓烈的刺激性食物。急性腹泻应根据医嘱，暂时禁食，或进流质、半流质、软食等。老年人营养不良比较普遍，临床统计资料表明，60岁以上的老年人中，20%左右患有营养不良；70岁以上的老年人中，约有40%患有不同程度的贫血。营养不良的人没有足够的糖、蛋白质、脂肪在体内转化为葡萄糖来维持血糖浓度，当血糖低于3mmol/L时，患者就会出现出虚汗、心悸、乏力、头昏、面色苍白、晕厥等一系列低血糖反应，有的甚至还能诱发心脑血管意外而危及生命。此外，腹泻时禁食还会引起体内营养素缺乏，延缓肠道病变的修复，从而减少对营养物质的吸收利用，形成恶性循环。因此，腹泻时应适当补充一些营养丰富而容易消化的食物，如藕粉、鸡蛋面糊、豆浆、细面条、豆腐脑、大米莲子粥、小米扁豆粥、薄皮馄饨等，并应做到少食多餐、细嚼慢咽，以利于营养素被机体消化吸收。老年人腹泻时常有不同程度的脱水，因此，还应鼓励患者多喝淡盐开水、菜汤、米汤、绿豆汤、西瓜汁等，以补充损失的水分和无机盐，维持体内酸碱平衡，促进早日康复。

2.活动与休息

急性起病、全身症状明显的患者应卧床休息，注意腹部保暖，可用热水袋热敷腹部。慢性轻症者可适当活动。

3.肛周皮肤护理

排便频繁时，因粪便刺激，可使肛周皮肤损伤，引起糜烂及感染。排便后应用温水清洗肛周，保持清洁干燥，涂无菌凡士林或抗生素软膏以保护肛周皮肤，促进损伤处愈合。

4.心理关怀

鼓励患者使其对治疗有信心，保持乐观情绪，积极配合各项检查和治疗。

（二）慢性腹泻的药物治疗常识

（1）止泻药可用复方苯乙哌啶，每次1～2片，每天2～4次，此药不宜与巴比妥类、阿片类药物合用。洛哌丁胺初服4mg，以后调整剂量至大便次数减至每天1～2次，每天不超过8mg。

（2）应用止泻药时注意观察排便情况，腹泻得到控制时及时停药。应用解痉止痛剂如阿托品时，注意药物副作用如口干、视物模糊、心动过速等。

四、益生菌用于治疗小儿腹泻的创新研究

（一）研究资料与方法

1.临床资料

选取 2018 年 3 月至 2019 年 10 月江华瑶族自治县人民医院收治的抗生素相关性腹泻患儿 120 例，依据随机分组对照原则分为观察组和对照组，各 60 例。观察组男 33 例，女 27 例；年龄 1 ～ 36（20.2±5.1）个月；抗生素应用类型：头孢菌素类 22 例，青霉素类 21 例，大环内酯类 17 例。对照组男 35 例，女 25 例；年龄 1 ～ 36（20.2±5.1）个月；抗生素应用类型：头孢菌素类 20 例，青霉素类 22 例，大环内酯类 18 例。两组患儿临床资料比较差异无统计学意义（$P > 0.05$），具有可比性。本研究获医院医学伦理委员会批准实施，患儿家长均知晓研究内容并签署知情同意书。

2.纳入及排除标准

纳入标准：①临床诊断为毛细支气管炎或者肺炎，接受大环内酯类、头孢菌素类、青霉素等广谱抗生素治疗；②符合抗生素相关性腹泻的诊断标准，经临床与实验室检查确诊。排除标准：①伴免疫缺陷、无法控制的感染等疾病患儿；②伴先天性胃肠道畸形、其他消化系统疾病患儿；③接受抗生素治疗前已出现腹泻患儿，引起原因如食物中毒、慢性肠炎、病毒性肠炎等。

3.治疗方法

对照组接受常规治疗：入院后密切观察患儿病情变化，结合患儿脱水情况进行静脉或口服补液，并予蒙脱石散等治疗。观察组在对照组基础上加用双歧杆菌四联活菌片（杭州远大生物制药有限公司生产，国药准字 S20060010）治疗，患儿年龄 < 1 岁则给药剂量为每次 1 粒，每天 2 次；患儿年龄 > 1 岁则给药剂量为每次 2 粒，每天 3 次。低龄患儿可将药物溶于 50℃ 以下温水或牛奶中服用，给药时间应该与蒙脱石散间隔 30 分钟。两组患儿均接受 1 周治疗。

4.观察指标

比较两组患儿治疗效果、临床相关指标（腹泻持续时间、住院时间）及免疫功能相关指标（IgM、IgG、IgA）水平差异。IgM、IgG、IgA 等免疫功能指标检测：治疗前后于清晨空腹状态下采集患儿静脉血 2 ～ 3mL，采用免疫透射比浊法测定。

5.疗效评定标准

显效：经 72 小时治疗，患儿症状、体征基本消失，大便次数、性状等情况均无异常；有效：患儿体征、症状及大便次数、性状等情况均显著改善；无效：未满足以上标准。总有效率 =（显效 + 有效）/ 总例数 ×100%。

6.统计学方法

研究数据采用 SPSS 21.0 软件进行分析。计量资料以 $(\bar{x}\pm3)$ 形式表示，组间比较行 t 检验；计数资料以 $n(\%)$ 形式表示，组间比较行 x^2 检验。$P < 0.05$ 为差异有统计学意义。

（二）研究结果

1.治疗效果比较

治疗 1 周，观察组总有效率为 96.67%，高于对照组（83.33%），差异有统计学意义（$x^2=5.926$，$P=0.015$）。见表 6-1。

2.临床相关指标比较

观察组腹泻持续时间、住院时间均短于对照组，差异有统计学意义（$P < 0.01$）。见表 6-2。

表6-1　两组患儿治疗效果比较[n（%）]

组别	n	显效	有效	无效	总有效率 /%
对照组	60	28（46.67）	22（36.67）	10（16.67）	50（83.33）
观察组	60	33（55.00）	25（41.67）	2（3.33）	58（96.67）

注：与对照组总有效率比较，a$P < 0.05$。

表6-2　两组患儿临床相关指标比较（$\bar{x}\pm s$）

组别	n	腹泻持续时间 /d	住院时间 /d
对照组	60	3.65 ± 1.17	10.04 ± 3.67
观察组	60	2.96 ± 0.87	8.46 ± 2.62
t值	—	3.666	2.714
P值	—	0.000	0.008

3.治疗前后免疫功能指标比较

治疗前，两组患儿 IgM、IgG、IgA 水平比较差异无统计学意义（$P > 0.05$）；治疗 1 周后，两组 IgM、IgG、IgA 水平均较治疗前改善，且观察组改善程度优于对照组，差异均有统计学意义（$P < 0.001$）。见表 6-3。

表6-3　两组患儿治疗前后免疫功能指标比较（$\bar{x}\pm s,g/L$）

组别	时间	IgM	IgG	IgA
对照组 （n=60）	治疗前	1.09 ± 0.27	7.16 ± 1.05	1.39 ± 0.33
	治疗后	1.36 ± 0.25	9.55 ± 2.24	1.73 ± 0.27
观察组 （n=60）	治疗前	1.03 ± 0.23	7.25 ± 1.16	1.46 ± 0.24
	治疗后	1.72 ± 0.27	11.54 ± 3.11	2.03 ± 0.36
t/P对照组（治疗前后）		5.684/0.000	7.483/0.000	6.177/0.000
t/P观察组（治疗前后）		15.069/0.000	10.011/0.000	10.205/0.000
t/P组间值（治疗后）		7.578/0.000	4.022/0.000	5.164/0.000

临床研究发现，益生菌制剂不但能让肠道功能维持正常，而且还能让其菌群数量维持正常，让生理菌群有效繁殖、生长，除此之外，益生菌还能使微生态保持平衡，让宿主健康水平显著提升。正是因为益生菌制剂具有上述显著作用，近年来临床上应用也越来越广泛。

本研究选择双歧杆菌四联活菌片，其组成成分包括蜡样芽孢杆菌、粪链球菌、乳酸杆菌及双歧杆菌，采用口服给药的方式，能让肠道正常菌群数量明显增加，致病菌无法有效繁殖，明显减少其数量，使肠道菌群能维持平衡和正常。蜡样芽孢杆菌能有效形成厌氧环境，为有益活菌的繁殖创造便利条件[1][2]。除此之外，双歧杆菌四联活菌片不仅能让肠道菌群维持平衡，还能促进合成维生素，明显提升机体免疫功能。双歧杆菌则能让超氧化物歧化酶水平显著提升，进而对氧自由基进行有效清除，实现抗氧化应激的效果，对肠道黏膜功能进行有效保护，使其维持正常。免疫球蛋白经 B 淋巴细胞分化、活化成为浆细胞后，释放、分泌到组织液以及血液中，是组成体液免疫系统的主要部分。当机体发生感染时，最早出现的抗体为 IgM；在全部的人免疫球蛋白中，IgG 占比约为75%，是实现抗感染效果的主要组成部分；而在黏膜防御中，IgA 则具有重要的作用。

本研究结果显示，观察组患儿治疗总有效率为96.67%，高于对照组

---

① 何焱志，黄梅.双歧杆菌三联菌（益生菌）对感染性腹泻新生儿生理的调节机制研究 [J].临床与病理杂志，2016，36（6）：766-770.

② 刘燕观.益生菌联合针灸对腹泻型肠易激综合征患者炎症因子的影响 [J].实用临床医药杂志，2016，20（17）：131-132，137.

（83.33%，*P* < 0.05）；观察组腹泻持续时间、住院时间均短于对照组（*P* < 0.01）；治疗后，两组 IgM、IgG、IgA 水平均较治疗前改善，且观察组改善程度优于对照组（*P* < 0.01）。提示在常规治疗基础上应用双歧杆菌四联活菌片治疗抗生素相关性小儿腹泻能明显提升临床疗效。综上所述，双歧杆菌四联活菌片辅助治疗抗生素相关性小儿腹泻的临床疗效较好，能有效缩短患儿腹泻持续时间和住院时间，明显改善患儿免疫功能，值得临床推广应用。

第五节　便秘的防治与护理

一、便秘的预防

第一，避免进食过少或食物过于精细。缺乏残渣使其对结肠运动的刺激减少，容易导致便秘。第二，避免排便习惯受到干扰。由于精神因素、生活规律的改变、长途旅行过度疲劳等未能及时排便，易引起便秘。第三，避免滥用泻药。泻药应用要谨慎，不要频繁地使用洗肠等强烈刺激方法。滥用泻药会使肠道的敏感性减弱，形成对某些泻药的依赖性，造成便秘难治的情况。第四，合理安排生活和工作，做到劳逸结合。适当的文体活动，特别是腹肌的锻炼有利于胃肠功能的改善，对于久坐少动和精神高度集中的脑力劳动者更为重要。第五，养成良好的排便习惯。每日定时排便，形成条件反射，建立良好的排便规律。有便意时不要忽视，及时排便。排便的环境和姿势尽量舒适，免得抑制便意、破坏排便习惯。每天排便 1 ～ 2 次，每次 15 分钟。睡醒及餐后结肠的动作电位活动增强，将粪便向结肠远端推进，故晨起及餐后是最宜排便的时间。第六，多饮水。建议患者每天至少喝 6 杯 250mL 的水，有助于预防便秘。第七，运动。进行中等强度的锻炼，可以帮助肠道蠕动，避免便秘发生。第八，其他。及时治疗肛裂、肛周感染、子宫附件炎等疾病。

二、便秘的临床表现

便秘一般表现为排便困难，或大便干燥，或秘结不通。腹部有重压膨胀感，下腹部往往摸到硬条状物，常隔三五天甚至七八天才大便一次。中医学将便秘分为实秘和虚秘两种类型。

1. 实秘

大便坚实，烦热口臭，口疮咽痛，腹脘胀满，脉数有力或沉迟。

2.虚秘

大便秘结，形瘦失眠，眩晕心悸，脉象细数，神疲乏力，食欲减退，四肢欠温，心悸健忘，临厕努挣乏力，便后肛门有下坠感而排之不尽。

三、便秘的经络疗法

（一）实证

1.毫针

（1）取穴——外关、大肠俞、小肠俞、支沟。

（2）针法泻法，不留针。一日1次，连续3次。

2.圆利针

（1）取穴——胃俞、三焦俞、大肠俞。

（2）针法泻法，不留针。一日1次，连续3次。

3.针刀加血罐

大肠俞、大椎。隔日1次，连续两次。

4.埋线

三次不效者改埋线：天枢、足三里、支沟。

（二）虚证

1.毫针

（1）取穴——脾俞、胃俞、大肠俞、次髎，平补平泻。

（2）常规针刺法，一日1次，一次20分钟，连续3次。

2.火针

取穴夹脊。隔日1次，共两次。

3.埋线

A组：天枢、足三里、中脘；B组：肺俞、脾俞、大肠俞，两组为一个疗程。

四、便秘的中医药方

（一）运肠通便汤

[组成]茯苓、橘红、伏龙肝、钩藤各9g，炙甘草6g。

[用法]水煎服，每日1剂。

[功效]理气和胃。

[主治]小儿便秘（先天性巨结肠、习惯性便秘）。

[来源]北京儿童医院著名老中医王鹏飞验方。

（二）硝黄散

[组成]大黄 5g，芒硝 20g。

[用法]研末，以黄酒适量调敷于脐部，纱布覆盖，胶布固定，再用热水袋热敷 10 分钟左右。一般 1～3 日大便可以畅行，然后改用药末少许填满脐孔，外盖肤疾宁贴膏，隔日换药 1 次，连用 10 天以巩固疗效。

[主治]小儿便秘。

[来源]江苏省南通市中医院主任医师吴震西验方。

（三）通便利水汤

[组成]鲜芦根 30g，清宁片 3g（开水泡兑），杏仁泥 9g，旋覆花 9g（包煎），生赭石 9g，清半夏 9g，嫩桑枝 24g，广陈皮 4.5g，肥知母 9g，大腹绒 4.5g，川朴花 4.5g，莱菔子 12g，元明粉 2.1g（冲入），苏合香丸 1 粒（和入）。

[用法]水煎服，每日 1 剂。

[功效]通滞利水。

[主治]三焦蓄水，大肠结闭，形寒冷甚，腹胀而鼓，大便燥秘，小溲少，脉滑而数。

[来源]北京"四大名医"之一孔伯华验方。

（四）惯秘方

[组成]藿香 10g，清半夏 10g，厚朴 10g，炒枳壳 10g，白蔻仁 6g，桔梗 10g，杏仁泥 10g，当归 10g，郁李仁 10g，桃仁泥 10g。

[用法]水煎，分 3 次服，两日服 1 剂，可续服 5 剂。

[功效]温通中阳，宣利湿热，通畅气机。

[主治]习惯性便秘，粪便干燥坚硬，数日一行，伴胃脘胀闷，食呆，或呕逆嗳气及冷酸等症。

[来源]湖北中医学院（现湖北中医药大学）著名老中医张梦侬验方。

（五）加味小柴胡汤

[组成]柴胡 18g，黄芩 9g，半夏 12g，党参 30g，生地黄 30g，玄参 24g，麦冬 24g，生白术 60g，甘草 6g，杏仁 9g，桔梗 4.5g，生姜 9 片，大枣 6 枚。

[用法]水煎服，每日 1 剂。

[功效]宣展枢机，通利三焦。

[主治]便秘，粪质干硬如珠。

[来源]山东中医学院（现山东中医药大学）附属医院原院长吕同杰验方。

（六）调脾通结汤

[组成]白术、苍术各 30g，枳壳 10g，肉苁蓉 20g。

[用法]用适量清水先将药物浸泡30分钟，每剂煎两次，每次慢火煎1小时左右，将两次煎出的药液混合。每日1剂，1次温服。

[功效]温中润便。

[主治]各种便秘（虚秘）。如习惯性便秘、全身虚弱致排便动力减弱引起的便秘等。

[来源]广东省中医院名老中医岑鹤龄验方。

（七）芦荟通便胶丸

[组成]芦荟6g。

[用法]将芦荟研细末，分装在6枚空心胶囊内。成年人每次用温开水吞服2～3枚，每日2次；儿童每服1枚，每日2次。如无胶囊装药末，亦可用白糖温开水吞服，成年人每次2～3g，小孩每次1g。

[功效]清热通便。

[主治]习惯性便秘，热结便秘。

[来源]重庆市中医研究所（今重庆市中医院）名老中医熊寥笙验方。

五、便秘的护理

（一）观察要点

（1）排便情况及伴随症状。

（2）患者生命体征、神志等变化，尤其老年患者。

（3）缓泻剂的作用和不良反应。

（二）护理措施

1.合理膳食

多进食促进排便的饮食和饮品，如水果、蔬菜、粗粮等高纤维食物；餐前提供开水、柠檬汁等热饮，促进肠蠕动，刺激排便反射；适当提供易致轻泻的食物如梅子汁等促进排便；多饮水，病情允许情况下每日液体摄入量应不小于2 000mL；适当食用油脂类食物。

2.休息与活动

根据患者情况制订活动计划如散步、做操、打太极等。卧床患者可进行床上活动。

3.提供适当的排便环境

为患者提供单独隐蔽的环境及充裕的排便时间，如拉上围帘或用屏风遮挡；避开查房、治疗、护理和进餐时间，以使患者消除紧张情绪，保持心情舒畅，利于排便。

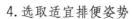

4.选取适宜排便姿势

床上使用便盆时，除非有禁忌，最好采取坐姿或抬高床头，利用重力作用增加腹内压促进排便。病情允许时让患者下床如厕。即将手术的患者，在手术前有计划地训练其在床上使用便盆。

5.腹部环形按摩

排便时用手沿结肠解剖位置自右向左环形按摩，可促使降结肠的内容物向下移动，并增加腹内压，促进排便。指端轻压肛门后端也可促进排便。

6.用药护理

遵医嘱给予口服缓泻药物，对于老年人、儿童应选择作用缓和的泻剂，慢性便秘的患者可选用蓖麻油、番泻叶、大黄等接触性泻剂。使用缓泻剂可暂时解除便秘，但长期使用或滥用又常成为慢性便秘的主要原因。常用的简易通便剂有开塞露、甘油栓等。

7.灌肠

以上方法均无效时，遵医嘱给予灌肠。

8.帮助患者重建排便习惯

选择适合自身的排便时间，理想的时间是早餐后，因进食刺激大肠蠕动而引起排便反射；每天固定时间排便，并坚持下去，不随意使用缓泻剂及灌肠等方法。

9.心理护理

应尊重和理解患者，给予心理安慰与支持，帮助其树立信心，配合治疗和护理。

（三）指导要点

（1）帮助患者进行增强腹肌和盆部肌肉的运动，以增加肠蠕动和肌张力，促进排便。

（2）指导患者重建正常排便习惯。

（3）指导患者合理膳食，多食水果、蔬菜、粗粮等富含纤维食物。

（4）鼓励患者根据个体情况制订合理的活动计划。

第七章 运动系统疾病的防治与护理

第一节 颈椎病的防治与护理

一、颈椎病的表现

颈椎病的临床症状较为复杂，主要有颈背疼痛、上肢无力、手指发麻、下肢乏力、行走困难、头晕、恶心、呕吐，甚至视物模糊、心动过速及吞咽困难等。颈椎病的临床症状与病变部位、组织受累程度及个体差异有一定关系。

（一）神经根型颈椎病

神经根型颈椎病的临床表现具有较典型的根性症状（麻木、疼痛），且范围与颈脊神经所支配的区域相 致；压头试验或臂丛牵拉试验阳性；影像学所见与临床表现相符合；痛点封闭无显效；除外由颈椎外病变、胸廓出口综合征、腕管综合征、肘管综合征、肩周炎等所致以上肢疼痛为主的疾患。

（二）脊髓型颈椎病

脊髓型颈椎病在临床上出现颈脊髓损害的表现；X线片上显示椎体后缘骨质增生、椎管狭窄，影像学证实存在脊髓压迫；除外肌萎缩性侧索硬化症、脊髓肿瘤、脊髓损伤、多发性末梢神经炎等。

（三）椎动脉型颈椎病

椎动脉型颈椎病可猝然发作，并伴有颈性眩晕；旋颈试验阳性；X线片显示节段性不稳定或枢椎关节骨质增生；多伴有交感神经症状；应除外眼源性、耳源性眩晕，以及椎动脉Ⅰ段和椎动脉Ⅱ段受压所引起的基底动脉供血不全；手术前需行椎动脉造影或数字减影椎动脉造影。

（四）交感神经型颈椎病

交感神经型颈椎病临床表现为头晕、眼花、耳鸣、手麻、心动过速、心前区疼痛等一系列交感神经症状，X线片颈椎有失稳或退变，椎动脉造影阴性。

（五）食管压迫型颈椎病

食管压迫型颈椎病临床表现为颈椎椎体前鸟嘴样增生压迫食管，从而引起吞咽困难（经食管钡剂检查证实）。

（六）颈型颈椎病

颈型颈椎病也称局部型颈椎病，是指具有头、肩、颈、臂的疼痛及相应的压痛点，X线片上没有椎间隙狭窄等明显的退行性变，但可以有颈椎生理曲线的改变，椎体间不稳定及轻度骨质增生等变化。

二、颈椎病的预防

（一）纠正生活中不良姿势，防止慢性损伤

颈肩部软组织慢性劳损，是发生颈椎病的病理基础。不良的姿势使颈部的肌肉长期处于一种非协调的受力状态，颈后部的韧带和肌肉易于受到牵拉而劳损，椎体前缘由于相互磨损而增生，颈椎间盘出现老化和慢性劳损，从而继发一系列症状。生活中应做到以下几点。

（1）采取自然端坐位，保持颈部、胸部挺直，头部略微前倾，眼和桌面保持33cm左右的距离；不要扭转、倾斜；工作时间超过1小时，应休息几分钟，做颈部运动或按摩。

（2）桌椅的高度要适中，如桌子过高或椅子过低，就会使人头部过度后仰和双肩上抬、眼睛和桌面的距离缩短，易造成颈肩部肌肉劳损及视力疲劳和近视；如果桌子过低或椅子过高，则使人过于前倾前屈，更易导致颈项部的劳损。

（3）睡眠时宜以仰卧为主，侧卧为辅，要左右交替，侧卧时左右膝关节微屈对置。由于人体躯干部、双肩及骨盆部横径较大，侧卧时脊柱因床垫的影响而弯曲，如果长期偏重于某一侧卧位，脊柱会逐渐侧弯，轻者醒后腰背僵硬不适，需要起床活动方可恢复正常，重者可发展成脊柱病。不要长时间靠在床上或沙发上看电视、电脑等。

（二）选择合适的枕头

人在熟睡后，颈肩部肌肉完全放松，仅靠椎间韧带和关节囊的弹性来维护椎间结构的正常关系。如果长期用不合适的枕头，会使颈椎处在过伸或过屈的姿势，则此处的韧带、关节囊牵张并损伤，造成颈椎失稳，发生关节错位，进而发展成颈椎病。选择枕头时应注意以下几点。

1.枕头的外形

枕头的横截面要以中间低、两端高的元宝形或哑铃形为佳；而侧面看，应

该是一个贴合颈椎生理曲度的弧形。枕头中间凹陷的部位高度为自己的拳头立起来那么高，两侧突起的部位相当于自己一侧肩膀的宽度。平卧位的时候，头枕在凹陷处，可以维持颈椎的生理曲度，使颈部的肌肉韧带及颈椎小关节处于最佳的松弛状态，两侧的凸起还可对头颈部起到相对制动与固定作用。在侧卧的时候，头枕在一侧的凸起部位，颈椎仍然能够保持生理曲度。

2.枕芯的填充物

过硬的枕头受力不会变形，舒适性差；而过于松软的枕头，在睡眠过程中，枕形不易固定，不能对头颈部形成有效支托，达不到保持颈椎生理曲度的要求。理想的填充物，比如荞麦皮或木棉，由于其质轻而松散，容易塑形，可以依据个人头颅大小及颈部长短而调整枕形及高度。需要注意的是，枕头的填充物应满一些，防止使用时间较长后过于松散，以致枕头高度降低。

3.枕头放置的位置

适合颈椎曲度的枕形，应该沿颈椎到头后枕部形成高隆的曲度，这样才能够保持和适应颈椎正常的生理曲度。如果将头后枕部枕在枕头的最高处，颈椎悬空，颈椎形成过度屈曲，颈周肌肉、韧带关节束处于紧张状态，椎动脉的通路受阻，可出现睡醒后颈项僵直、头昏、乏力的现象。而枕头垫得过于靠下，头部空在枕头外，呈下颌上扬、颈部后伸的姿势，也不是一个舒适的体位。正确的位置：枕头弧度的最高点正对脖子正后方，而和后枕部相接触的部位低一些、软一些，起到辅助作用，使得头部和肩部都得到枕头的支撑。最佳长度的枕头应超过自己肩宽 10～15cm。

（三）避免头、颈、肩外伤

头颈部的跌扑伤、碰击伤及挥鞭伤均易发生颈椎及其周围软组织损伤，直接或间接引起颈椎病。乘车时应系好安全带并避免在车上睡觉，可适当地扭转身体，侧面向前。急刹车导致头部向前冲，易发生"挥鞭样"损伤。当上肢提重物时，力量可以经过悬吊上肢的肌肉传递到颈椎，从而使颈椎受到牵拉，增加了颈椎之间的压力，因此，应避免参加重体力劳动、提取重物等。出现颈肩臂痛时，应首先明确诊断并排除颈椎椎管狭窄，然后才能进行局部轻柔的按摩，但应避免过重的旋转手法。

（四）注意颈部保暖

颈部受风寒常导致肌肉痉挛、僵硬，从而造成落枕、颈椎小关节紊乱和肌肉纤维组织炎，加重颈部板滞疼痛。在秋冬季节，最好穿高领衣服；天气稍热，夜间睡眠时应注意防止颈肩部受凉；炎热季节，空调温度不能太低，避免电风扇和空调直接吹向颈部，忌冷水浴。

（五）防治咽喉炎

急慢性咽喉炎可以刺激邻近的肌肉、韧带或通过丰富的淋巴系统使炎症局部扩散、肌张力降低、韧带松弛，进而使得颈椎内外平衡失调，破坏颈椎部完整性和稳定性而诱发颈椎病。因此，要注意保护咽喉，多喝水，不吸烟，少吃刺激性强的食物（如辣椒、胡椒等），积极预防上呼吸道感染，避免咽喉受到损伤或感染而发生炎症。一旦出现急慢性咽喉炎症状，应及时诊断和治疗，以减轻炎症，减少并发症，防止诱发颈椎病。

（六）控制饮酒

酒精会影响钙质在骨骼中的沉积，引起骨质疏松症、骨质软化症，加速颈椎的退行性变。另外，中医认为胡桃、山萸肉、生地、黑芝麻、牛骨等具有补骨髓功能。可以适当把这些材料加入饮食中，以起到强壮筋骨、推迟骨与脊柱退行性变的效果。

（七）心胸开阔，避免压抑感情

长期压抑感情、遇事不外露、多愁善感的人易患神经衰弱，神经衰弱会影响骨关节及肌肉休息。长此以往，颈肩部容易疼痛。所以，平时要保持乐观向上。

（八）加强锻炼，增强体质

（1）5分钟的颈椎操：端坐，全身不动，单头部运动，分别做低头、抬头、左转、右转、前伸、后缩以及顺、逆时针环绕动作。每次坚持5分钟，动作要轻缓柔和。可缓解疲劳，加强肌肉、韧带及肌腱等组织的韧性及抗疲劳能力，增强颈段脊柱的稳定性，提高颈肩顺应颈部突然变化的能力。

（2）两种按摩的方法：①后颈部从头颅底端到躯干上部这一段分布着百劳穴的3个点。在不遗余力工作时，不妨抽出短短几分钟来按摩这3个点，即刻缓解颈椎疲劳，放松全身。②两手手指互相交叉，放在颈部后方，来回摩擦颈部，力度要轻柔，连续摩擦50次，颈部发热后，会有很放松和舒适的感觉。

（3）做户外运动：根据不同的年龄和体质条件，选择一定的运动项目，如游泳、慢跑、打球、跳舞、做瑜伽、打太极拳等，避免过于激烈、幅度大的运动。

（九）中药热敷

将小茴香些许、盐半斤一起炒热，装入布袋，放在颈背部热敷30分钟，每天1次。可改善颈背部血液循环，缓解肌肉痉挛。注意：请勿温度太高或时间过久。

三、颈椎病的治疗

颈椎病的治疗方法很多，综合起来大致有手法、牵引、固定、功能锻炼、药物治疗、物理治疗、针灸及手术等。但对于每一个颈椎病患者来说，并非每一种疗法都必须采用，也并非每一种疗法都适宜。而应根据颈椎病变部位的结构特点及各型颈椎病的病情不同，选择运用。第一，非手术疗法一般可使颈椎病症状有较大的减轻或改善，尤其是早期患者，可有明显的好转。因此，在整个治疗过程中，非手术疗法为首选的治疗方法。第二，非手术疗法可采用综合疗法，如牵引、手法、理疗、针灸、药物等，可起到相辅相成的作用。临床上有针对性地选择，2～3种进行协同治疗，常可获得较好的疗效。第三，非手术疗法效果不佳、症状无明显改善、仍较严重的患者方可使用手术疗法，如脊髓型患者出现进行性脊髓损害症状，椎动脉型有猝倒症或食管压迫型有明显食管压迫症状患者。第四，手术疗法前后，不可忽视配合施行非手术疗法。术前非手术疗法为手术提供了有利的条件，术后非手术疗法则有助于提高手术疗法的治疗效果，促使患者早日痊愈。第五，由于颈椎病是一长期、慢性、进行性疾病，且容易复发，所以应提倡患者自我治疗、自我保健，如开展家庭自我牵引、自我颈部按摩等。

四、颈椎病的护理

（一）颈椎病的术前、术后护理

1.术前护理

（1）一般准备：①术前备皮，颈椎后路手术需剃净后枕部头发，操作时防止损伤皮肤；②常规配血；③完善各项检查；④术前常规禁食、禁饮，练习床上大小便；⑤为预防感染，术前给予有效抗生素。

（2）呼吸功能锻炼：术前3天开始进行深呼吸咳嗽训练。①缩唇呼吸：指导患者在嘴唇半闭时呼气，类似于吹口哨的口形。该方法包括小量吸气和长时间缩唇呼气。呼吸按节律进行，吸气与呼气时间比为1：2或1：3，尽量将气体呼出。同时呼吸次数较平时减慢，每分钟8～10次。每次训练15～20分钟，每天3～4次。②咳嗽训练：鼓励患者积极咳嗽、咳痰，咳嗽时按住胸部，嘱其深吸气，用爆发力使肺深部痰液咳出，每天3次。

（3）唤醒试验练习：术前训练患者听命令动脚指头，以便术中及术后能正确理解医护人员的命令动脚指头，以及时发现脊髓有无损伤，减少神经系统的并发症。

（4）颈托的佩戴方法：术前讲解使用颈托的目的，并演示正确使用方法，便于患者及其家属术后正确使用。佩戴时患者先取侧卧位，操作者用双手牵拉患者头部，将颈托后半部置于患者颈项后面；患者再取平卧位，操作者将颈托前半部置于患者颈部，使颈托前后边缘重叠，用固定带系紧。取下时患者先取平卧位，按与佩戴程序相反的顺序取下。术前3天开始训练，每天3次，每次30分钟。

2. 术后护理

（1）一般护理：患者术毕即戴颈托。搬动患者时，必须有专人双手扶持患者头颈部并轻轻牵引，另外三人站于患者右侧，保持患者颈、胸、腰椎体在同一轴线上，并保持患者呼吸道通畅。平卧不垫枕头，头部两侧用沙袋固定。

（2）呼吸道护理：患者术后由于全身麻醉插管和牵拉关系，可出现咽部不适、吞咽和呼吸困难，症状轻的患者一般都能自愈。对于颈前路手术的患者尤其需要注意观察伤口渗血情况及呼吸频率、节律，以便及时发现异常。术后第1天开始鼓励患者做深呼吸及咳嗽动作，常规进行雾化吸入，每天两次，以解决痰液黏稠和咽部刺激问题，防止喉头水肿及肺部并发症的发生。

（3）引流管护理：保持引流管的通畅，避免扭曲、受压、滑脱。观察引流液的颜色、量及性质变化。如引流液量突然增多，颜色鲜红，应立即告知医护人员。

（4）体位护理：在患者平卧6小时后开始翻身，每两小时协助患者翻身1次，操作时必须有专人双手扶持患者头颈部并轻度牵引，进行轴向滚动式翻身，保持患者颈、胸、腰椎体在同一轴线上。先将患者双膝屈曲，一手置其肩背部，另一手置于臀部，翻向一侧，背部垫枕。嘱患者不可强行自主翻身。

（5）皮肤护理：卧床患者骨突处予以保护，可采用气垫床，定时变换体位，预防压疮的发生。

（6）早期功能锻炼：术后尽早进行功能锻炼，每天数次进行上肢、下肢和手的小关节活动，保持各关节良好的功能位。

（7）居家护理要点：加强四肢的功能锻炼，睡眠时注意枕头的高度，不可过高，术后定期复查。

（二）颈椎病的日常护理

秋冬季节是引发中老年人颈椎病的高发时期，而颈椎病多由于感受风寒而引起，所以采取一些颈部保暖措施，使颈部免受风寒侵袭是非常重要的，比如，多穿点衣服，夜间睡眠时盖好颈部，尽量避免风直接对着颈部吹等。平时要养成良好的生活习惯，如进行看书、看电视、使用电脑等以低头姿势为多的活动时，建议每隔半小时到1小时进行扩胸、头颈操锻炼等放松活动数分钟，以免颈部肌肉长时间牵拉而造成紧张，从而影响颈部正常活动。枕头高度也很关键，不要过高或过低，通常以 10cm 上下为宜，这样能保证人体颈椎正常的生理弧度，使颈部肌肉处于较为放松的状态。但有颈椎病且有颈椎曲度改变，或部分老年人的脊柱变形者，则需在医生的指导下，根据实际情况来选择更为合适的枕头。枕芯的材料宜松软，透气性好。

另外，在睡眠时应将枕头垫在后脑及颈部，不要让颈部悬空，以免受寒或造成肌肉紧张。中老年朋友可以选择一些适合自己的锻炼方法预防颈椎病的发生。锻炼可以分为两类：全身性和局部性，两者也可同时进行。全身性锻炼有跑步、球类、游泳、健身操以及太极、气功等，前面四种较适合体质较强者，而体弱或老年人可选择后两种。局部锻炼最有代表性的就是头颈操，现在较流行"米"字头颈操，动作是这样的：坐位或站立位，放松，头颈先慢慢向前屈到最大限度，再往后仰至最大限度，然后分别向左、向右屈至最大限度，再是左前方、右后方，最后是右前方和左后方，这样为一套动作循环。每次一个动作返回中间位置时可稍有停留，动作一定要慢。颈椎病发作期或做操后有不适者，应停止锻炼。

第二节　骨关节炎的防治与护理

一、骨关节炎概述

骨关节炎是老年人常见的一种关节炎，其患病率随年龄增长而增加，女性比男性发病率高。有关资料表明，在 45～65 岁年龄组中，男性骨关节炎发病率为 25%，女性为 30%；65 以上年龄组中，男性上升为 58%，女性为 65%。临床调查证实，75 岁以上人群本病患病率高达 70%。骨关节炎以手、膝、肩和脊柱关节容易发病，主要症状如下所述。

1.手骨关节炎

通常先在手指远端指间关节侧出现骨性增生的结节，继而在近端指间关节出现类似的结节。结节一般不痛，但手部活动或着凉水可诱发疼痛或伴发结节周围软组织红肿、疼痛和压痛。

2.颈椎的骨关节炎（颈椎病）

临床表现多种多样，错综复杂。国内将颈椎病分为颈型、神经根型、脊髓型、椎动脉型、交感神经型等。

3.膝关节炎

患者膝关节酸痛、胀痛，尤其是长距离行走、剧烈运动、受凉或阴雨天时加重。

4.腰椎骨关节炎（腰椎病）

可累及椎间盘、椎体或后骨关节之骨质增生，引起腰椎及腰部软组织酸痛、胀痛、僵硬与疲劳感，甚至弯腰受限。邻近的神经根受压，可致局部疼痛、发僵、后神经根痛、麻木等。压迫坐骨神经，疼痛向下肢放射，可有剧烈的麻痛、灼痛、抽痛、窜痛等。

二、骨关节炎的预防

骨关节炎与肥胖、脱钙、缺乏维生素 A 和维生素 D 有关。因此，预防此病应适当增加户外活动，尽量避免长时间卧床休息；限制过多的蛋白质的摄入，以防钙从体内排出，必要时补充钙剂；超体重肥胖者，要控制饮食，减轻体重以减轻关节负重。无症状的骨关节炎患者不需要治疗。症状轻微者应避免劳累、受凉或受寒，多无须用药。症状明显者可行理疗、针灸、推拿等，较严重者可选用非激素类抗炎药物（遵医嘱）治疗，也可考虑手术治疗。注意保暖防寒，夏天最好不要被雨淋，冬天外出戴护膝。尽量在平地上行走，少爬山或不爬山，非得上下楼梯时，最好用手扶着栏杆，以减小压力。注意走路和劳动姿势，避免长时间下蹲、久站，不要拖着腿走路和劳动。应穿厚、软底有弹性的鞋，女性不要穿高跟鞋。既要避免过量运动，又要适当进行功能锻炼，游泳和散步是最好的运动，其次仰卧起坐、俯卧撑、绷腿的运动也不错。饮食方面应多吃含蛋白质、钙质、胶原蛋白多的食物，如牛奶、奶制品、黑木耳、鱼虾、牛蹄筋等。

三、骨关节炎的治疗

骨关节炎为一种退行性疾病，目前尚无有效的根治方法。可通过各种干预方法来达到减轻疼痛，保持和改善关节的活动度以及预防关节功能障碍的目的。

（一）患者教育

由于该病的发生与患者的年龄、体重、遗传、代谢等因素有关，因此应教育患者合理饮食、规律生活。首先应避免过重的负荷，调整劳动强度。对于膝、髋等负重关节骨关节炎患者，应指导其适当减轻体重，同时减少爬山、蹬车等增加关节负荷的体育运动。有研究显示，每增加 0.45kg 体重，可使步行时膝和髋关节上的负荷增加 0.908～1.362kg；10 年中体重减少 5kg 可使症状性膝骨关节炎的发生率降低 50%。同时也可辅助使用护膝、楔形鞋垫、把手、手杖等减轻关节负荷。肌肉协调运动和肌力增强可减轻关节疼痛症状。流行病学研究的证据显示,骨关节病患者的总体健康状况能够影响其日常生活。

(二)物理治疗

理疗是骨关节炎的重要治疗方法之一,可以与有氧运动进行有效配合,有助于增加患者肌力,并且对改善关节活动范围,增强局部血液循环,增强关节功能有重要的作用。

(三)药物治疗

1.非甾体类抗炎药

非甾体类抗炎药是一类抗炎、镇痛和退热药物,主要用于缓解关节疼痛,减轻关节僵硬,同时减轻关节的炎症,改善关节功能。其代表药物主要包括阿司匹林、布洛芬、吲哚美辛、双氯芬酸、萘普生、塞来昔布等。当合并严重的胃肠道疾病时,应避免使用非甾体类抗炎药。而COX-2选择性抑制剂可明显改善该类药物长期服用的胃肠道安全性问题,故可联合用于老年患者。

2.软骨保护剂

(1)透明质酸:适用于对非药物治疗和止痛药无效的骨关节炎患者,尤其适用于对非选择性非甾体类抗炎药物和COX-2抑制剂有禁忌的患者。对于骨关节炎晚期关节大量积液效果较差。透明质酸是关节液的主要成分,也见于关节软骨,主要位于蛋白聚糖的连接处。目前透明质酸主要应用于关节腔内注射,可明显缓解关节炎疼痛等症状,较关节腔内注射激素疗效维持时间长。国内目前应用的透明质酸为鸡冠提取物,主要剂型为玻璃酸钠注射液(商品名:施沛特)关节腔内注射,每周1次,可持续半年左右时间。进口的剂型主要为欣维可,关节腔内注射,3次为一个疗程。副作用主要由关节腔内注射的操作引起,严重时可引起关节疼痛和肿胀。

(2)D-葡糖胺:本品是由硫酸角质素和透明质酸组成的氨基己糖成分,具有改善关节疼痛和修复关节早期病变的作用,长期使用有改善骨关节炎症状和延缓病情发展的作用。目前我国应用的主要为硫酸盐,化学名为硫酸氨基葡萄糖(商品名:维骨力),可与非甾体类抗炎药同时服用。该药物可有轻度胃肠不适、恶心、便秘等不良反应。由于为葡萄糖的衍生物,对糖尿病或糖代谢异常的患者应密切观察血糖情况。

(四)手术治疗

当患者伴有持续性疼痛或进行性畸形,可以考虑手术治疗,手术的方法选择需按患者的年龄、性别、职业、生活习惯等因素而定。可选择的手术方法包括骨或骨赘切除术、骨融合术、关节成形术、关节固定术、关节置换术等。

1.截骨术

当严重关节炎伴有膝内翻或外翻时，可采用胫骨或股骨角度截骨术，以缓解疼痛，改善关节的承重分布。有学者认为，任何关节置换术都存在机械松动和失败的危险，因此相对年轻、活动较多或从事体力劳动的体重较重的患者建议考虑采用截骨术而不是关节置换术。截骨术最常见的并发症为矫正不足导致压力不能足够地传导到相对腔室，从而导致疼痛缓解不足，其他问题主要为不愈合、关节内骨折、血栓栓塞、感染等。

2.人工关节置换术

为晚期关节炎患者的常用手术方式，对解除患者的痛苦、改善关节功能、提高患者生活质量有较明显的作用。美国国立卫生研究院（NIH）提出，全关节置换术手术指征包括：有关节损害的放射线证据及中重度持续性疼痛或残疾者，或经多种非手术疗法不能有效缓解疼痛患者。同时应尽量避免对可使用其他治疗的年轻患者行关节置换术。

新的外科治疗手段还包括骨膜及软骨膜移植术、自体软骨细胞移植术等，但目前尚处于研究阶段，其远期疗效与并发症还有待进一步验证。目前还面临着价格贵、技术复杂等问题，大规模推广尚有难度。

四、骨关节炎的护理

目的是控制炎症，减轻或消除疼痛，防止畸形，维持或改善肌力及关节活动度，最大限度地恢复患者正常的生活、工作和社交能力。

（一）心理护理

耐心向患者讲述疾病的治疗及康复过程，介绍成功案例，消除顾虑，积极配合治疗和护理；开展集体健康教育或者患者交流会，创造患者之间沟通的机会，让治疗成功的患者分享经验，提高认识，相互鼓励，增强治疗的信心；争取患者的家庭支持，鼓励家属多陪伴患者，给予亲情关怀。

（二）合理休息

急性炎症期伴有发热、乏力等全身症状的患者应绝对卧床休息，关节疼痛及肿胀严重时关节制动，以减轻疼痛和避免炎症加重。但是过分的静止休息容易造成关节僵硬和肌肉萎缩，因此制动要适度，动静合理安排，即使在关节制动时也应该定期适当地进行关节活动。

（三）保持良好的姿势

不适当的体位和姿势会引起肢体的挛缩。不适当姿势由不正常关节位置所致，故站立时，头部应保持中位，下颌微收，肩取自然位，不下垂，不耸肩，腹肌内收，髋、膝、踝均取自然位；坐位时应取硬垫直角座椅，椅子高度为双足底平置地面，膝成90°屈曲，要保持肌力训练，保持伸屈肌力的平衡。

（四）生活起居的护理

注意局部保暖，避免风寒湿邪的入侵；运动要适度，应选择低负荷、高重复性运动训练；如果运动后疼痛加重，就要减少或暂停运动；应避免加重关节负荷的运动锻炼，如爬山、爬楼梯、长距离行走等，避免久立、久行；适当控制体重，增加户外活动，日光照射，防止骨质疏松；避免机械性损伤，使用手杖、拐杖或其他辅助设施以减轻受累关节负荷，选择合适的鞋和鞋垫以减震，避免穿高跟鞋或硬底鞋。膝关节炎患者注意日常膝部保暖，可戴护膝；避免太极拳、广场舞等有半蹲旋转动作的活动。

（五）用药护理

骨性关节炎的早期、关节肿胀和疼痛明显时使用消炎镇痛药（非甾体类抗炎药）、免疫抑制剂等，可有效减轻肿胀、疼痛和僵硬，控制病情。遵医嘱正确用药，用药过程中注意观察有无药物的不良反应。

（六）功能锻炼

根据患者康复评定结果，量身定做康复计划和功能锻炼计划，指导患者进行功能锻炼。方法包括股四头肌等长收缩运动、仰卧位的直腿抬高运动、侧卧位的髋关节外展运动、仰卧位的膝关节的内收运动、大腿后侧肌群的牵张运动训练，以及关节不负重的各个方向的运动训练等，以增强肌力和关节活动度。对急性病变关节及其周围肌肉可做被动训练，症状得以控制后，可指导患者做关节和肌肉的主动练习。

五、骨关节炎的相关健康教育

（1）养成良好的工作和学习习惯，保持正确的姿势。手部骨关节炎患者，晚间可戴弹力强的手套，以缓解晨僵和关节疼痛。足部骨关节炎患者，可通过垫鞋垫等方法，预防足趾背伸。膝部骨关节炎患者，可用弹性护膝套固定关节，保持其稳定性。睡眠时不要在膝下垫枕头，以免造成屈曲畸形。髋部骨关节炎患者，睡眠时一般取仰卧位，坐时应坐高椅，勿坐低凳和沙发等。还应加强髋关节外旋、外展、内旋等锻炼，以防关节囊外软组织挛缩而导致活动受限。

（2）增加维生素D的摄入，坚持适当户外活动，增加日光照射。加强科学饮食调节，注意钙的补充。防止过度疲劳，尽量戒烟戒酒，注意休息，消除影响钙吸收的因素。

（3）日常注意加强保护，减少疼痛发作。如应用护膝保护膝关节，避免天气变化时潮湿受冷。

（4）注意心理调节，减轻心理负担，积极配合治疗和护理，保持愉快心情。

第三节　骨质疏松症的防治与护理

一、骨质疏松症概述

骨质疏松症（osteoporosis，OP）是一种以骨量低下、骨微细结构破坏导致骨脆性增加、易发生骨折为特征的全身性骨病。该病可发生于不同性别和任何年龄，但多见于绝经后妇女和老年男性。骨质疏松症分为原发性和继发性两大类。原发性骨质疏松症又分为绝经后骨质疏松症（Ⅰ型）、老年性骨质疏松症（Ⅱ型）和特发性骨质疏松症（包括青少年型）三种。绝经后骨质疏松症一般发生在妇女绝经后5～10年内；老年性骨质疏松症一般指老年人70岁后发生的骨质疏松；而特发性骨质疏松主要发生在青少年，病因尚不明。继发性骨质疏松症指由任何影响骨代谢的疾病或药物所致的骨质疏松症。

二、骨质疏松症的预防

骨质疏松症给患者的生活带来极大不便和痛苦，治疗收效很慢，一旦骨折又可危及生命，所以，预防比治疗更为重要。

（一）倡导健康的生活方式

饮食营养均衡，忌辛辣、刺激性食物，避免吸烟、饮酒、饮浓茶及咖啡等，这样有利于提高骨峰值。

（二）饮食结构的调整

良好的营养对于预防骨质疏松症具有重要意义，包括足量的钙、维生素D、维生素C以及蛋白质。

1. 科学补钙

中国营养学会推荐50岁以上中老年人钙的适宜摄入量为1 000mg/d。欧美学者主张成人钙摄入量为800～1 000mg/d，绝经后妇女为1 000～1 500mg/d，65岁以后男性以及其他具有骨质疏松症危险因素的患者钙的摄入量为1 500mg/d。从儿童时期起，日常饮食应有足够的钙摄入。补钙应以食补为主，牛奶是饮食钙的最佳来源。其他含钙较多的有虾皮、小鱼、蔬菜（如花茎甘蓝、卷心菜、大白菜）、豆类、种子、坚果等。实验研究证实，只有可溶性钙才能被人体吸收，食醋有助于把食物中不溶性的钙、铁、磷等转化为可溶性盐类，从而提高消化道中可溶性钙的浓度。因此，进餐时多食点醋，有利于对钙的吸收。凡事有度，不可过量，补钙也是。无论老少，每天补充钙的剂量都不要超过 2 000mg。医学研究发现，心脏病患者补钙过量，可因钙沉积而引起猝死，补钙太多还会引发肾结石，补钙时要每天喝 6 ～ 8 杯水。因此，需要补钙时应咨询专科医生，切不可盲目补钙。

2. 补充维生素 D

维生素 D 既可以促进钙在肠道的吸收，又可以促进肾小管对钙的重吸收，使钙最终成为骨质的基本结构。但长期在室内的人，尤其是中老年人由于机体功能的退化，皮肤合成维生素 D 的能力低下，因此应注意在补钙的同时适量补充维生素 D。维生素 D 的摄入量为 400 ～ 800IU/d。维生素 D 主要有两个来源：食物摄取和自身合成。动物肝脏、奶油、蛋黄、鱼子、海鱼及其鱼油均含丰富的维生素 D。但食物摄取只占人体需要的 10% 左右，其余的 90% 要依靠自身皮肤合成。补充维生素 D 最安全、有效、经济的方法就是晒太阳。对于正常饮食的人群来说，每天接受 30 ～ 60 分钟的户外光照，就能生成适量的维生素 D 储备。

3. 低盐饮食

补钙的方式多种多样，最经济有效的补钙方法就是少吃盐。盐摄入量越多，尿中排出的钙量越多，钙的吸收也就越差。世界卫生组织（World Health Organization，WHO）推荐，成人每人每天食盐摄入量不宜超过 5g，如此力行，就能减少钙的流失。

4. 适量蛋白质

饮食中蛋白质不足会影响骨基质合成，而蛋白质过量则会增加尿钙排出量，不利于骨的健康。蛋白质摄入量增加 1 倍，可使尿钙排出量增加 50%，所以摄入蛋白质应适量。

（三）运动锻炼

所有骨质疏松患者，无论有无骨折，都应进行静力性体位训练：坐或立位时应伸直背，收缩腹肌和臀肌，或背靠椅坐直；卧位时应平仰、低枕，尽量使背部伸直，坚持睡硬板床。从运动的安全性、有效性角度来考虑，宜选择中等强度的运动量。运动方式：走路、慢跑、体操、跳舞、骑车、球类运动等。坚持长期有计划有规律地运动，一般每天运动 20 ～ 30 分钟，每周

3～5次。在运动强度、方式、时间和频率的选择上都必须强调个性化，特别是患有心脏疾病、呼吸系统疾病、高血压的患者，最好先向医师咨询。运动应因人而异，循序渐进，不要过度疲劳，适合自身的才是最好的。绝经期妇女每周坚持运动3小时，可使总体钙量增加。但是运动过度致闭经者，骨量丢失反而加快。运动还能提高人体的灵敏度以及平衡能力，骨质疏松症患者应尽可能地多活动。

（四）小心谨慎，防止跌倒

跌倒常为老年人骨折的直接诱因。老年人跌倒有多种因素，应该检查其基本平衡功能，及时提出忠告，使其提高自我保护能力，去除易致跌倒的各种可能原因。运动时应注意安全，防止跌倒。

（五）定期检查，及早干预

人到中年，尤其妇女绝经后，骨量丢失加速。此时期应每年进行一次骨密度检查，对骨量快速减少的人群，应及早采取防治对策。

（六）积极治疗原发病

对于其他疾病继发本病的患者，应积极治疗原发病，如肾上腺皮质功能亢进、甲状腺功能亢进、甲状旁腺功能亢进等。

（七）慎用药物

老年人应慎用药物，如利尿剂、抗血凝素、异烟肼、抗癌药、泼尼松等均可影响骨质的代谢。

三、骨质疏松症的治疗

（一）骨质疏松症的治疗原则

1.补钙与维生素D

这是抗骨质疏松的基础治疗，是建设高楼大厦的"砖"和"瓦"。有钙不是万能的，没有钙是万万不能的。钙的水平是否足够，不取决于血钙的水平，而取决于24小时尿钙的水平，正常值是100～300mg。维生素D的水平为26～65ng/mL。如果肝肾功能良好，无须补充活性维生素D。

2.中药辅助用药

目前抗骨质疏松药物分为促骨合成药物和抑制骨吸收药物。前者是甲状旁腺激素，后者包括二磷酸盐、雌激素等。从目前的情况来讲，还没有发现同时促进骨合成和抑制骨吸收的药物。因为骨合成和骨吸收密不可分，促进或者抑制前者，必然对后者有同样的促进或者抑制作用，反之亦然。中医药作为辅助用药的可能性是存在的。

3.尝试序贯用药

目前，不主张同时使用一种以上的抗骨质疏松药物，如果一种以上的抑制骨吸收的药物同时使用，则因作用机制相同，效果无显著增加而副作用加倍。促骨合成药物和抑制骨吸收药物也不主张同时使用，因为相互干扰，效果打了折扣。序贯用药是可以尝试的。

4.个性化用药

如何选用促骨合成药物和抑制骨吸收药物，应该根据患者的具体情况个性化用药，关键是要考虑未来一定时期内的骨折风险。如果骨折风险高，则选用促骨合成药物迅速提高骨量；如果骨折风险不高，根据花费效益最佳化原则，则选用提高骨量较慢的抑制骨吸收的药物。

5.坚持长期服药

坚持服用药物是抗骨质疏松成功的关键，而且服药率大于80%以上时才有效果。骨质疏松是慢性疾病，坚持治疗很重要。有研究表明不能坚持治疗不仅会直接影响药物的疗效，更会增加骨折的风险，从而导致治疗成本的增加。然而，患者依从性差是目前骨质疏松防治中的一个普遍问题。据专家介绍，当前比较创新的治疗骨质疏松的药物唑来膦酸可通过每年一次静脉注射方式给药，达到全面提升骨密度、降低骨折风险的目的。

6.采用综合措施

日光浴、运动锻炼、改善环境防跌倒都是抗骨质疏松或者防止骨折的重要因素。

7.医生提供指导

作为治疗提供人员，应坚持跟进和了解世界骨质疏松症治疗的进展，为患者提出合理化的建议。

（二）治疗骨质疏松症常用药物

1.矿化类制剂

（1）钙制剂：已成为骨质疏松患者的基础治疗用药，通过补钙，达到骨吸收与骨代谢的平衡。常用的钙剂分无机钙和有机钙两类：无机钙含钙高，作用快，但是对胃的刺激性大；有机钙含量低，吸收较好，刺激性小。①无机钙：氯化钙（含钙27%）每日400～800mg，饭后服；碳酸钙（含钙50%）每次0.5～1.0g，口服，2～3次/天。该药在口服钙剂中为首选用药，其含钙量高，吸收率好（与牛奶中钙的吸收率相同，价廉），服用方便。②有机钙：葡萄糖酸钙（含钙11%）每次0.4～2.0g，静脉注射，每日1次；口服，每次1.5g，3次/天。乳酸钙（含钙13%）每次口服1.5g，3次/天。③活性钙（含钙55%）：是一种可溶性钙盐，生物利用度高。④钙尔奇D：每片含钙600mg，含维生素 D 约 125U，钙的吸收率较高，每天服 1 ～ 2 片即可满足人体对钙的需求。

（2）骨活化剂：骨质疏松患者负钙平衡的原因之一是肠道对钙的吸收障碍。具有活性的维生素 D 能加强肠道内钙、磷的吸收，调节甲状旁腺激素（PTH）的分泌及骨细胞的分泌，促进骨形成；与钙剂合用时，剂量宜小，防止高钙血症的发生。目前临床上常用的制剂包括：①骨化三醇（钙三醇）是具有活性的维生素 D，无须经肝、肾羟化，直接参与骨矿物质代谢。每日口服 0.25 ～ 0.5μg。②阿法骨化醇。只需经肝脏羟化后即参与骨矿物质代谢，所以肾功能不全者亦可应用。每日口服 0.5 ～ 1.0μg，需长期服用。

2.骨吸收抑制剂

（1）性激素类制剂：包括雌激素、孕激素和利维爱。主要制剂有：①雌二醇，每日口服 1 ～ 2mg；②复方雌激素，每日口服 0.625mg；③利维爱，含 7-甲基异炔诺酮，具有雌激素活性，每日口服 0.25mg，连服两年。

（2）降钙素（CT）：内源性降钙素由甲状旁腺滤泡细胞分泌，主要抑制骨盐溶解，使原始细胞转变成破骨细胞的过程受到抑制。用法：①短期疗法。第 1 周每日皮下或肌内注射 50 ～ 100U，第 2 周隔日注射 50 ～ 100U。②长期疗法。隔日注射 50 ～ 100U；6 个月后改为 1 周 2 次注射，每次 50 ～ 100U。

3.骨形成促进剂

（1）甲状旁腺激素：是由甲状旁腺分泌的多肽类激素，生理作用是调节血钙浓度，保持血钙浓度的相对稳定。用法：400 ～ 800U/d，皮下注射，疗程为 1 ～ 6 个月。

（2）氟制剂：氟是人体骨生长和维持所必需的微量元素之一，不仅能作用于特异性骨源细胞以促进骨组织的合成代谢，还能作用于骨祖细胞和未分化的成骨细胞，以合成大量的生长因子，促进骨细胞的增殖。但是单一的氟制剂不良反应多，主要是胃肠道反应和关节痛。

（三）营养疗法

合理配膳，原则是丰富钙、磷、维生素 D 及微量元素（锌、铜、锰），蛋白适量，低钠。主要是多食维生素 D、钙含量丰富的食物，如鱼类、菇类、蛋类等维生素 D 含量丰富，牛奶、奶制品、小鱼类、蔬菜、藻类等钙含量很高。有效控制骨质疏松，可以减轻骨关节疾病患者的症状，并延缓其病情进展。

四、骨质疏松症的护理

（一）心理护理

老年人在患骨质疏松症尤其是合并骨折后，生活质量明显降低，特别是长期卧床的患者，加强其心理护理，对疾病的治疗以及预防其并发症都有着重要的作用。首先要帮助患者认识到骨质疏松症合并骨折的主要原因是骨质疏松，所以，患者从心理上不要急躁，在治疗骨折的同时也要注意骨质疏松的治疗，从饮食、运动上积极配合治疗。家属在患者的治疗中应积极配合，给患者精神上的支持和鼓励，使患者树立战胜疾病的信心。同时也要让未发生骨折的患者认识到骨质疏松有一定的危险性，但不要加重其心理负担，促使其积极配合治疗。总之，既要让患者了解疾病的预后，相信疾病会治好，从而保持乐观的情绪，也不要盲目乐观，否则病情一有波动就会打击其信心。

（二）用药护理

1.钙剂

各种钙剂中，碳酸钙较好。钙剂吸收正常，每日给予 1.00 ~ 1.50g 即可。口服钙剂后应鼓励多饮水，以防尿路结石。血液中钙的含量必须保持在一定水平，过多或过少都不行。过量补钙，血液中钙量过高，可导致高钙血症，如肾结石、血管钙化等。对使用雌激素副作用多且有诱发子宫内膜癌的可能者，给予大剂量的钙，可起到与使用雌激素相同的作用，肾结石患者不能摄入大量的钙。最安全有效的补钙方式是在日常饮食中增加含钙丰富的食物。

2.维生素 D 及其活性产物

除了合并骨软化（一般来讲，仅有儿童易患骨软化，如佝偻病）、肠钙吸收障碍及维生素 D 代谢产物生成减少者，一般无须补充大量维生素 D，确有上述三种情况者，可同时给予维生素 D。必须注意大剂量补充维生素 D 会引起高钙血症。

3.性激素

适用于围绝经期前后的妇女。雌激素用量要适当，一般应连续应用 4 ~ 5 周，停药 7 ~ 10 天，一般疗程不超过 2 ~ 3 年，老年人有动脉硬化者应慎重。用药期间应定期做妇科和阴道涂片细胞学检查，注意是否有子宫内膜增殖及功能性子宫出血的情况。长期使用有致癌可能，不宜作为常规治疗方法。

4.降钙素

一般剂量为 50 ~ 100IU/d，可减少骨吸收，应与钙剂联合使用，其副作用较小，偶有恶心、呕吐。用降钙素时应补足钙量，起到治疗骨质疏松的作用。

（三）饮食护理

饮食要清淡、少盐，宜饮用强磁化水。注意节制饮食，防止过饱。多食新鲜蔬菜及粗纤维食物，多饮开水、食蜂蜜等食物，保持大便通畅。恢复期多食高蛋白的食物和含钙较多的食物，如瘦肉、鱼虾、豆制品、牛奶、海带、紫

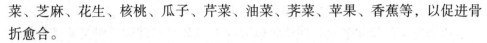

菜、芝麻、花生、核桃、瓜子、芹菜、油菜、荠菜、苹果、香蕉等，以促进骨折愈合。

（四）运动疗法指导

可根据病情，有针对性地选择治疗部位、运动幅度与速度和肌肉收缩的强度。

1.主动运动

应用最广泛，可用于恢复肌力、增加活动范围、改善肌肉协调性，以及增强肌力、耐力等。可根据需要进行单关节或多关节联合运动，单向或多方向运动，不同幅度、速度的运动。骨折患者在骨折愈合后，更应主动、积极地进行患肢功能锻炼，否则容易导致失用性骨质疏松。

2.被动运动

适用于各种原因引起的肢体功能障碍，能起到放松痉挛肌肉，牵伸挛缩肌腱及关节囊，恢复或维持关节活动度的作用。被动运动应在无疼痛范围中操作，从远端开始至近端，用于改善肢体血液淋巴循环；肢体应放松，置于舒适体位。被动活动关节时，治疗师的一手固定关节近端，另一手活动关节的远端。在活动中稍加牵引，并对关节稍加挤压，手法应缓慢柔和、有节律性，避免撞伤性动作，并逐步增加关节活动度。

3.助动运动

为尽快恢复肌力，助动主要加于活动的开始和结束部分，中间部分由患者主动收缩完成。适用于创伤后肌肉无力或不全麻痹的功能练习及年老体弱患者。每次运动后给予休息，随着肌力不断恢复，可逐渐减少助动成分。

（五）经皮椎体成形术的护理

术后密切观察生命体征变化，注意伤口有无渗血、渗液及下肢感觉、运动、反射情况，发现异常及时报告医生。术后6小时可摇高床头，24小时可扶助行器下地行走，注意循序渐进，谨防体位性低血压。

五、骨质疏松症的健康教育

（一）坚持功能锻炼，以利于骨折愈合

伤后3～5天，开始在医生指导下做功能锻炼，包括四肢运动、呼吸练习、背肌练习，全过程注意保持脊柱固定，避免前屈和旋转；伤后3～4周，可增加翻身练习，并逐渐增加腰背肌过伸运动；伤后2～3个月，可起床活动，注意避免脊柱前屈的姿势和动作；恢复期可坐位做脊柱后伸、侧屈、旋转等主动运动。适当参加体育锻炼，循序渐进增加运动量，常做载重式的运动，如慢跑、骑自行车等。运动强度为每周3～4次，30分钟。

（二）防跌倒、防意外伤害

如果骨质疏松较严重，即使轻微的外力也会导致骨折，即使是自身的重力、肌肉的牵引力，也会导致椎体压缩性骨折。所以应加强安全卫生教育。做重体力劳动时注意腰肌及背柱的保护，防止脊柱压缩性骨折。如发生腰椎压缩性骨折，应立即去医院诊治，绝对卧硬板床，防止重复受伤，身体不能做扭曲、旋转运动，防止外伤性截瘫。

（三）日常生活指导

多到户外活动，经常晒太阳有利于钙的吸收和利用；注意保暖。每天坚持喝两杯牛奶，多吃奶制品、虾皮、黄豆、青豆、豆腐、芝麻酱等含钙丰富的食物。选择健康的生活方式，戒烟、戒酒、戒饮浓茶、少喝咖啡和可乐，不要吸烟，这些都会造成骨量丢失。已绝经的妇女要在医生指导下服用少量雌激素，遵照医嘱服维生素 D 和钙剂。老年人一定要慎用利尿剂、异烟肼、泼尼松等药物。

（四）早期发现并发症

骨折是骨质疏松症常见的并发症，多发于脊柱椎体、股骨近端、桡骨远端等部位。骨质疏松症往往来得无声无息，很多患者因腰酸腿疼、全身骨头疼、身高变低等症状就医时，基本上已经发生骨折，发展到严重阶段了。老年人弯腰驼背，往往被当作正常现象不予理会，但很有可能就是骨质疏松的信号。因此发现有下列症状，一定要引起警觉，及时到医院检查诊治：①身体移动时，腰部感到疼痛；②初期背部或腰部感觉无力、疼痛，渐渐地成为慢性痛楚，偶尔会突发剧痛；③驼背，背部渐渐弯曲，身高变低等。

第八章 耳鼻咽喉科疾病的防治与护理

第一节 慢性鼻炎的防治与护理

一、慢性鼻炎概述

慢性鼻炎是指鼻腔黏膜及黏膜下层的慢性炎症。慢性鼻炎主要是由急性鼻炎反复发作或失治而造成的。此外，慢性扁桃体炎、鼻中隔偏曲、鼻窦炎及邻近组织病灶的反复感染，有害气体、粉尘、花粉等长期刺激，皆可引发本病。主要症状有：突发性鼻痒、连续喷嚏、鼻塞流涕、分泌物增多、嗅觉减退、咽喉干燥，伴有头痛、头晕等。中医认为，慢性鼻炎主要是人体的气血阴阳失于平衡，寒、热之邪滞留，久病可以产生血瘀痰凝。慢性鼻炎分为单纯性鼻炎、肥厚性鼻炎、萎缩性鼻炎三种。

（一）单纯性鼻炎

双侧鼻腔交替性不通气，在夜间加重，有少量黏液性鼻涕，下鼻甲黏膜肿胀、表面光滑，对 1% 麻黄素溶液反应良好。

（二）肥厚性鼻炎

有较重的持续性鼻塞，嗅觉不灵敏，说话有鼻音，有大量黏液性分泌物且不易擤出。同时可伴有头晕、耳鸣、听力下降，对 1% 麻黄素溶液的反应很差或几无反应。

（三）萎缩性鼻炎（臭鼻症）

表现为鼻塞、鼻臭、鼻干、嗅觉迟钝、鼻出血，有脓性黏稠分泌物或干痂，常伴有头痛；鼻甲及鼻中隔前方黏膜干燥或有薄膜脓痂，鼻甲缩小、鼻腔宽大，脓痂很多且极臭。对单纯性鼻炎者，可选 3% 弱蛋白银溶液或 1% 麻黄素 – 呋喃西林滴鼻液（呋麻）滴鼻，一日 3 次。对肥厚性者可在下鼻甲黏膜内注射硬化剂，或烧灼下鼻甲黏膜表面；黏膜过厚者，做下鼻甲部分切除。对萎缩性鼻炎者，可选用复方薄荷油滴鼻剂，或 10% 鱼肝油滴鼻剂滴鼻，一日 3 次。

二、慢性鼻炎的预防

第一，加强锻炼，提高身体素质，增强机体抵抗力，注意劳逸结合是预防本病的关键。通过运动，可使血液循环改善，鼻甲内的血流不致阻滞。第二，注意工作、生活环境的空气清新，避免接触灰尘及化学气体，特别是有害气体的长期刺激。第三，居室经常开窗通风，保持空气的流通，对于预防鼻炎很有好处。第四，加强营养，增强体质；注意饮食卫生，做到戒烟限酒。第五，减少冷空气对鼻黏膜的刺激，适当时候注意戴上口罩；洗澡后应尽量擦干头发再睡眠，避免感冒。第六，改掉挖鼻的不良习惯。鼻塞较重时，不可强行擤鼻，以免邪毒入耳，引起中耳炎等。第七，及时矫正一切鼻腔的畸形，如鼻中隔偏曲等；根治病灶，彻底治疗扁桃体炎、鼻窦炎等慢性疾病。第八，慎用鼻黏膜收缩药（萘甲唑啉、麻黄碱、羟甲唑啉、呋麻滴鼻液等），尤其不要长期不间断使用。慢性单纯性鼻炎鼻黏膜光滑、有弹力，对血管收缩药敏感；而慢性肥厚性鼻炎一般因黏膜肥厚，对血管收缩药不敏感，故即使滴麻黄碱后鼻塞亦无明显减轻，且会引起嗅觉障碍、头痛、记忆力减退，并有可能造成药物性鼻炎。第九，季节转换注意天气预报，及时适当增添衣物，注意保暖，防止鼻炎发生。

三、慢性鼻炎的治疗

（一）药物治疗

根据患者病情，针对慢性鼻炎的不同类型，在去除病因及手术、微波、激光、等离子消融等非药物治疗的基础上，选择相应的治疗药物进行治疗。

1.慢性单纯性鼻炎

使用减充血剂治疗。麻黄碱滴鼻剂，滴鼻，一次每鼻孔 2～4 滴，一日 3～4 次，应用不超过 3 天。

2.肥厚性鼻炎

局部进行硬化剂治疗。鱼肝油酸钠注射液，鼻下甲注射，成人一次 1～2mL。如双侧均进行硬化剂注射者，则每周 1 次，双侧交替进行；仅单侧注射者,7～10 天一次。每侧 3 次为一个疗程，间隔两周后可进行第 2 个疗程，共进行 2～3 个疗程。

3.萎缩性鼻炎

口服维生素治疗。

（1）维生素 B$_2$ 片剂，口服，每次 5～10mg，一日 3 次。

（2）维生素 C 片剂，口服，每次 0.05 ～ 0.1g，一日 3 次。

4.药物性鼻炎

停用麻黄碱类药物。

注意事项：冠心病、高血压、甲状腺功能亢进、糖尿病、闭角型青光眼患者，孕妇及儿童，运动员慎用麻黄碱滴鼻液。

（二）拔罐与刮痧治疗

1.选穴定位

风池：位于项部，当枕骨之下，与风府相平，胸锁乳突肌与斜方肌上端之间的凹陷处。

肺俞：位于背部，当第 3 胸椎棘突下，旁开 1.5 寸。大椎穴往下推 3 个椎骨，即为第 3 胸椎，其下缘旁开约两横指（食、中指）处为取穴部位。

脾俞：位于背部，第 11 胸椎棘突下，两侧旁开 1.5 寸。与肚脐中相对应处即为第 2 腰椎，由第 2 腰椎往上摸 3 个椎体，即为第 11 胸椎，其棘突下缘旁开约两横指（食、中指）处为取穴部位。

膈俞：位于背部，当第 7 胸椎棘突下，旁开 1.5 寸。当平双肩胛骨下角之椎骨（第 7 胸椎），其棘突下缘旁开两横指（食、中指）处为取穴部位。

印堂：位于前额部，当两眉头连线的中点处。取穴位时，患者可以采用正坐或仰靠、仰卧姿势。

迎香：位于面部，鼻翼外缘中点旁，当鼻唇沟中。取穴时，一般采用正坐或仰卧姿势，眼睛正视，在鼻孔两旁五分的笑纹（微笑时鼻旁八字形的纹线）中取穴。

中府：位于胸前壁的外上方，云门穴下 1 寸，前正中线旁开 6 寸，平第 1 肋间隙处。

中脘：位于上腹部，前正中线上，当脐中上 4 寸。取穴时，可采用仰卧位，胸剑联合部（剑突与胸骨的接合部）至脐中连线的中点为取穴部位。

2.拔罐与刮痧方法

方法一：有两组穴位。第一组：中脘、肺俞、膈俞；第二组：风池、脾俞、足三里。选择其中一组穴位，把罐吸拔在穴位上，留罐 15 ～ 20 分钟，每日 1 次，10 次为 1 个疗程。每次拔罐选择其中一组穴位，两组穴位交替使用。

方法二：①让患者取坐位，用大拇指按揉印堂穴和迎香穴，按压 4 分钟左右。②让患者取仰卧位，把罐吸拔在肩部的中府穴，留罐 10 ～ 15 分钟。③让患者取俯卧位，暴露背部，在肺俞穴刮痧，反复 20 次左右，出痧即止。④把罐吸拔在肺俞穴上，留罐 10 分钟左右。

（三）手术治疗

对于药物及其他治疗无效并伴有明显的持续性鼻塞的患者，可行手术治疗。目前手术多在鼻内镜下进行，可提高手术安全性和准确性。第一，下鼻甲切除术：通过手术切除下鼻甲的一部分，使鼻甲组织变小，可以降低鼻腔阻力，改善鼻腔通气的状态。第二，低温等离子、激光、微波下鼻甲手术：可通过消融肥大的下鼻甲黏膜或黏膜下组织，使鼻甲组织变小，从而改善鼻塞症状。此方法简便易行，但可能会引起术后鼻腔干燥。第三，下鼻甲骨折外移术：对于下鼻甲骨局部肥大或向内过度伸展者，可行此手术。该方法一般不损伤下鼻甲黏膜，对鼻腔生理功能也无明显影响，并且术中、术后出血较少，是一种微创手术。缺点是减容效果有限，对较重的慢性鼻炎效果欠佳。

四、慢性鼻炎的日常护理

第一，"正气存于内，邪不可干"。鼻炎患者经常锻炼身体，可以增强机体抵抗力，减少鼻炎发作。第二，从夏季开始坚持用冷水洗面擦鼻，以提高耐寒能力和增强鼻腔黏膜的抗病能力。第三，鼻塞时不可强行擤鼻，以免引起鼻腔毛细血管破裂而发生鼻出血，亦可防止带菌黏液逆入鼻咽部并发中耳炎。可以适当短时使用具有血管收缩作用的滴鼻剂，如麻黄碱、萘甲唑啉等。第四，进行自我鼻按摩，手法：①用两手食指和中指同时按摩眼内角鼻梁处，由上到下为1次，共80次。②用中指按在鼻翼两旁约1cm处，做旋转状按摩，共70次。③用两手的食指、中指、无名指同时按摩眉心中央，然后沿眉毛向外按摩到两侧太阳穴，共60次。可反复按摩，早、中、晚各1次。能有效地防止鼻炎的发生和改善慢性鼻炎的病情。第五，用温开水将鼻腔结痂处洗净，再以棉签蘸生蜂蜜涂鼻腔患处，每日1次，至鼻腔无痛痒、无分泌物结痂，嗅觉恢复为止。第六，进食易消化、易吸收食物；少吃辛辣刺激的食物，最好禁烟、限酒，以减少对鼻黏膜的刺激；可以多吃一些水果、蔬菜，保持大便通畅。第七，积极彻底地治疗急性鼻炎，尽量找出致病因素，及时预防与治疗；更不能忽视"感冒"等一些小病，否则很容易导致鼻炎的复发。治疗过程中宜配合体育疗法，以增强体质和抗病能力。第八，注意加强自我保护，尤其注意公共场所的防病保健；气候变化时及时增减衣物，寒冷或气候剧变时应避免受凉，防止感冒，外出时要戴好口罩。第九，注意工作环境和劳动卫生。

第二节 慢性咽炎的防治与护理

一、慢性咽炎概述

慢性咽炎是指慢性感染所引起的弥漫性咽部病变，多发生于成年人，常伴有其他上呼吸道疾病。急性咽炎反复发作，鼻炎、鼻窦炎的脓液刺激咽部，或因鼻塞而张口呼吸，均易导致慢性咽炎的发生。咽喉是脏腑的门户，脏腑虚火上升会熏扰到咽喉，热气凝结不散，导致喉咙干、痒，有痰咳不出来，再加上一些外邪的入侵和刺激，可逐步发展为慢性咽炎。

二、慢性咽炎的预防

第一，注意口腔卫生，坚持早晚及饭后刷牙，减少烟酒和粉尘刺激，还需纠正张口呼吸的不良习惯。第二，应加强身体锻炼，增强体质，预防呼吸道感染。第三，戒烟酒，积极治疗咽部周围器官的疾病，合理安排生活，保持心情舒畅，避免烦恼郁闷。第四，保持室内合适的温度和湿度，空气新鲜；多吃新鲜水果、蔬菜，经常含服四季润喉片、薄荷喉片等。第五，避免长期过度发声。第六，避免急性咽炎反复发作。第七，避免接触粉尘、有害气体，刺激性食物和空气质量差的环境对咽黏膜不利。第八，积极治疗可能引发慢性咽炎的局部相关疾病，如鼻腔、鼻窦、鼻咽部的慢性炎症；慢性鼻炎、鼻中隔偏曲、慢性鼻窦炎、腺样体肥大、鼾症等阻塞性疾病；慢性扁桃体炎；口腔炎症；胃食管反流。第九，积极治疗可能引发慢性咽炎的全身相关疾病：如贫血，消化不良，心脏病，慢性支气管炎，支气管哮喘，风湿病，肝、肾疾病等。第十，尽量避免接触易导致慢性过敏性咽炎的致敏原。

三、慢性咽炎的治疗

（一）慢性咽炎的治疗误区

1.咽炎治不治无所谓

有这种想法的人不在少数。人们习惯于有大病才上医院，对没有明显痛苦的病总是漫不经心，认为迟治早治无所谓，不治也能过一辈子。咽炎不就是咽喉有点不舒服，经常咳嗽、吐痰而已吗？能忍则忍嘛。这一忍，麻烦可就大了。若长期拖延，它就会成为人体中一个危险的致病因素，由急性发展为慢性，由慢性引发其他器官的损害，如扁桃体炎、中耳炎、心肌炎，甚至是肾炎等。所以，咽炎越早治疗越好。

2.完全依赖医生

慢性咽炎难治、易复发的一个重要原因是患者完全依赖医生的治疗，不进行配合。不愿改正一些不良生活习惯，边治边犯，造成了治疗效果不明显甚至无效。慢性咽炎的病因有多种：本身抵抗力差，容易感冒；长期烟酒过度；嗜好辛辣刺激性食品；工作环境有刺激气体、粉尘（如教师、演员等职业）；邻近器官有病变。因此在药物治疗时，自我保护治疗很重要，如防止感冒，戒烟酒，不吃或少吃油炸、辛辣等刺激性食物；在粉尘环境中工作，应戴口罩或防尘面具；还要积极治疗鼻炎、鼻窦炎和扁桃体炎等疾病。

3.慢性咽炎治不好

慢性咽炎多为急性反复发作迁延所致。症状较顽固，不易治愈，病程短则3个月，长的甚至十几年。因此，有人认为慢性咽炎是治不好的而不去治疗。这样是不正确的，如果不治疗，时间长了更难治，会形成恶性循环。其实慢性咽炎是可以治好的，治疗方法有很多，药物治疗，激光、冷冻、射频、微波等治疗十分便捷。只要在医生的正确指导下坚持治疗，并与之配合，是能治好慢性咽炎的。

（二）慢性咽炎的治疗措施

1.去除病因

戒烟酒，积极治疗引起慢性咽炎的原发病（急性咽炎、鼻咽部慢性炎症、反流性胃食管疾病），改善工作及生活环境。

2.改善生活方式

进行适当体育锻炼，正常作息，清淡饮食，保持良好的心理状态。通过增强自身整体免疫功能状态，提高咽部黏膜局部功能。

3.局部治疗

（1）慢性单纯性咽炎：常用复方硼砂、呋喃西林溶液等含漱，保持口腔、咽部的清洁；或含服碘喉片、薄荷喉片等治疗咽部慢性炎症的喉片；中药制剂对慢性咽炎也有一定疗效；局部可用复方碘甘油、5%的硝酸银溶液或10%的弱蛋白银溶液涂抹咽部，有收敛及消炎作用；超声雾化可以缓解慢性咽炎的症状；一般不需要抗生素治疗。

（2）慢性肥厚性咽炎：治疗较困难，可以参照慢性单纯性咽炎。除上述方法外，还可以对咽后壁隆起的淋巴滤泡进行治疗，可用化学药物、电凝固法、冷冻或激光疗法等。化学药物多选用 20% 的硝酸银或铬酸溶液，以烧灼肥大的淋巴滤泡。电凝固法因副作用较多，目前已很少采用，多采用激光或射频治疗仪治疗咽后壁淋巴滤泡。上述处理淋巴滤泡的方法可能会增加黏膜瘢痕，从而加重症状。此外，超声雾化疗法、局部紫外线照射及透热疗法，对肥厚性咽炎也有辅助作用。

（3）慢性干燥性（萎缩性）咽炎：一般处理同慢性单纯性咽炎，但不可用烧灼法。可服用或咽部局部涂抹小剂量碘剂以促进黏膜上皮分泌增加；超声雾化治疗也可减轻干燥症状。口服维生素 A、维生素 B_2、维生素 C 及维生素 E 可促进咽部黏膜上皮组织生长。对于干燥性咽炎的患者，考虑行扁桃体切除术时应慎重，以免术后病情加重。

（4）慢性变应性咽炎：避免接触各种可能的过敏原，应用抗组胺类药物或肥大细胞稳定剂，局部或短期内全身应用糖皮质激素及免疫调节剂等。

（5）慢性反流性咽炎：避免食用促进胃酸分泌的食物（如巧克力、辛辣刺激的食物等）以减少咽喉部反流，减少对咽部黏膜的刺激；睡前 3～4 小时控制进食和进水量。可在慢性咽炎的一般处理基础上用胃酸抑制剂及胃黏膜保护剂配合治疗，同时积极治疗胃部疾患。

四、慢性咽炎的护理

（一）基础护理

嘱患者注意口腔护理，可用复方硼砂溶液、呋喃西林溶液等含漱，每日 4 次。

（二）专科护理

局部治疗护理：含服草珊瑚含片、银黄含化片、西瓜霜含片等中成药片。也可使用咽炎冲剂，效果较好。雾化吸入，每日 2 次。对于肥厚性咽炎，还可用激光、冷冻、电凝等方法治疗，但治疗应适度。萎缩性咽炎与干燥性咽炎，可用 2% 碘甘油咽部涂敷。口服维生素 A、维生素 B_2、维生素 C 及维生素 E 可促进咽部黏膜上皮组织生长。

（三）健康指导

积极治疗鼻炎、鼻窦炎、鼻中隔偏曲、口腔炎症及其他全身性疾病。嘱患者坚持户外活动，戒烟酒等不良嗜好，养成良好的生活习惯，避免过度劳累，保证充足睡眠。室内空气要湿润，注意多饮水，避免口腔干燥，勿食用刺激性食物，戒烟酒。

第三节　慢性化脓性中耳炎的防治与护理

慢性化脓性中耳炎（chronic suppurative otitis media）是中耳黏膜、骨膜或深达骨质的化脓性炎症，重者炎症深达乳突骨质。本病很常见。临床上以耳内长期间歇或持续流脓、鼓膜穿孔及听力下降为特点。

一、病因

慢性化脓性中耳炎的主要病因可概括为：

（1）急性化脓性中耳炎未获得恰当而彻底的治疗，或治疗受到延误，以致迁延为慢性。此为较常见的原因。

（2）急性坏死性中耳炎病变深达骨膜及骨质，组织破坏严重者，可迁延为慢性。

（3）全身或局部抵抗力下降，如猩红热、麻疹、肺结核等传染病，营养不良，全身慢性疾病等患者。特别是婴幼儿，中耳免疫力差，急性中耳炎易演变为慢性。

（4）鼻部和咽部的慢性病变如腺样体肥大、慢性扁桃体炎、慢性鼻窦炎等，亦为引起中耳炎长期不愈的原因之一。

（5）鼓室置管是否可并发本病尚无定论。有调查认为造成继发感染的原因可能是中耳内原有的病原体繁殖，或由通气管污染所致。鼓膜置管后遗留鼓膜穿孔长期不愈，亦可经外耳道反复感染而引起本病。

（6）乳突气化不良与本病可能有一定关系，因为在慢性化脓性中耳炎患儿中，乳突气化不良者居多。不过其确切关系尚不清楚。

二、病理

本病的病理变化轻重不一。轻者病变主要位于中鼓室的黏膜层，称单纯型，曾有咽鼓管鼓室型之称。此型于炎症急性发作时，鼓室黏膜充血、水肿，有炎性细胞浸润，并有以中性粒细胞为主的渗出物。如果感染得到控制，炎症吸收，病变可进入静止期，此时鼓室黏膜干燥，鼓膜穿孔仍存，少数小的穿孔也可自行愈合。病变重者，除了中、上鼓室甚至下鼓室黏膜充血、水肿，有炎性细胞浸润外，黏膜尚可出现增生、肥厚，若黏膜骨膜破坏，病变深达骨质，听小骨、鼓窦周围、乳突甚至岩尖骨质都可以发生骨疡（bone erosion），形成慢性骨炎（osteitis），则局部可生长肉芽或息肉，病变迁延不愈，称骨疡型中耳炎。中耳黏膜破坏后，病变长期不愈合者，有些局部可发生鳞状上皮化生或同时有纤维组织增生，形成粘连或产生硬化病变等。

三、症状

1.耳溢液

耳内流脓可为间歇性或持续性，脓量多少不等。上呼吸道感染或经外耳道再感染时，流脓发作或脓液增多，可伴有耳痛，病变由静止期或相对稳定期进入急性发作期。脓液为黏液性、黏液脓性或为纯脓。如脓液长期不予清洗，可有臭气。炎症急性发作期或肉芽、息肉受到外伤时分泌物内可带血，甚至貌似全血。

2.听力下降

患耳可有不同程度的传导性或混合性听力损失。听力下降的程度与鼓膜穿孔的大小、位置和听骨链是否受损，以及迷路正常与否等有关。就鼓膜穿孔而言，紧张部前下方的小穿孔一般不会引起明显的听力下降；后上方的大穿孔则可导致较重的听力损失。有些患者在耳内滴药后或耳内有少许分泌物时，听力反可暂时提高，此乃因少量的液体遮盖了蜗窗膜，使相位相同的声波不致同时到达两窗，前庭阶内外淋巴液的振动不会受到干扰之故。

3.耳鸣

部分患者有耳鸣，多与内耳受损有关。由鼓膜穿孔引起的耳鸣，将穿孔贴补后耳鸣可消失。

四、检查

1.鼓膜穿孔

鼓膜穿孔可分为中央性穿孔和边缘性穿孔两种。若穿孔的四周均有残余鼓膜环绕，不论穿孔位于鼓膜的中央或周边，皆称为中央性穿孔。所谓边缘性穿孔，是穿孔的边缘有部分或全部已达鼓沟，该处无残余鼓膜。慢性化脓性中耳炎的鼓膜穿孔一般均位于紧张部，个别大的穿孔也可延及松弛部。穿孔可大可小，呈圆形或肾形，大多为中央性。穿孔较大时，部分锤骨柄，甚至部分砧骨长突或砧镫关节可暴露于外。通过穿孔可见鼓室内壁充血、水肿，而黏膜光滑，或黏膜增厚、高低不平，有时可见硬化病灶；病变严重时，紧张部鼓膜可以完全毁损，鼓室内壁出现鳞状上皮化生。鼓室内或穿孔附近可见肉芽或息肉，具有长蒂的息肉可越过穿孔坠落于外耳道内，掩盖穿孔，妨碍引流，肉芽周围可有脓液。有些肉芽或息肉的根部可能位于前庭窗附近，盲目的撕拉可致镫骨足板脱位而并发迷路炎。

2. 听力学检查

呈轻到中度的传导性听力损失、混合性听力损失或感音神经性听力损失。

3. 颞骨 CT

病变主要限于中鼓室者，听小骨完整，乳突表现正常；乳突多为气化型，充气良好。中耳出现骨疡者，中、上鼓室及乳突内有软组织影，房室隔不清晰，听小骨可有破坏或正常。但鼓窦入口若因炎性瘢痕而闭锁以致鼓窦及乳突气房充气不良，或乳突内黏膜增厚等，乳突腔内亦可呈现均匀一致的密度增高影，应善加鉴别。

五、诊断

诊断应根据病史、鼓膜穿孔及鼓室情况，结合颞骨 CT 图像综合分析，判断病变性质及范围，而不可仅凭鼓膜穿孔的位置是中央性或边缘性、穿孔的大小以及流脓是间断性或持续性等匆忙做出结论。更何况中耳的病变也是发展的、可转化的。

六、鉴别诊断

（1）伴胆脂瘤的慢性化脓性中耳炎。

（2）慢性鼓膜炎：耳内流脓、鼓膜上有颗粒状肉芽，但无穿孔，颞骨 CT 示鼓室及乳突正常。

（3）中耳癌：好发于中年以上的成年人。大多有患耳长期流脓史，近期有耳内出血，伴耳痛，可有张口困难。鼓室内新生物可向外耳道浸润，接触后易出血。病变早期即出现面瘫，晚期有Ⅵ、Ⅸ、Ⅹ、Ⅺ对脑神经受损。颞骨 CT 示骨质破坏。新生物活检可确诊。

（4）结核性中耳炎：起病隐匿，耳内脓液稀薄，听力损失明显，早期发生面瘫。鼓膜大穿孔，肉芽苍白。颞骨 CT 示鼓室及乳突有骨质破坏区及死骨。肺部或其他部位可有结核病灶。肉芽病检可确诊。

七、治疗

（一）治疗原则

治疗原则为控制感染，通畅引流，清除病灶，恢复听力，消除病因。

（二）治疗措施

1.病因治疗

积极治疗上呼吸道的病灶性疾病，如慢性鼻窦炎、慢性扁桃体炎等。

2.局部治疗

包括药物治疗和手术治疗。

（1）药物治疗：①引流通畅者，应首先使用局部用药；炎症急性发作时，要全身应用抗生素。②有条件者，用药前先取脓液做细菌培养及药敏试验，以指导用药。

1）局部用药种类：①抗生素溶液或抗生素与糖皮质激素混合液，如0.3%氧氟沙星（泰利必妥）滴耳液、利福平滴耳液（注意：利福平滴耳液瓶口开启3天后药液即失效）、2%氯霉素甘油滴耳液等。用于鼓室黏膜充血、水肿，分泌物较多时。②酒精或甘油制剂，如3%～4%硼酸甘油、3%～4%硼酸酒精等。适用于脓液少，鼓室潮湿时。③粉剂，如硼酸粉、磺胺噻唑与氯霉素粉（等量混合）等。仅用于穿孔大、分泌物很少、或乳突术后换药。

2）局部用药注意事项：①用药前，应彻底清洗外耳道及鼓室内的脓液。可用3%过氧化氢溶液或硼酸水清洗，然后用棉签拭净或以吸引器吸尽脓液，方可滴药。②含氨基糖苷类抗生素的滴耳剂或各种溶液（如复方新霉素滴耳剂，庆大霉素等）用于中耳局部可引起内耳中毒，忌用。③水溶液易经小穿孔进入中耳为其优点，但亦易流出；甘油制剂比较黏稠，接触时间较长，却不易通过小穿孔。④粉剂宜少用，用粉剂时应择颗粒细、易溶解者，一次用量不宜过多，鼓室内撒入薄薄一层即可。穿孔小、脓液多者忌用粉剂，因可堵塞穿孔，妨碍引流，甚至引起危及生命的并发症。⑤避免用有色药液，以免妨碍对局部的观察。⑥需用抗生素滴耳剂时，宜参照中耳脓液的细菌培养及药物敏感试验结果，选择适当的、无耳毒性的药物。⑦忌用腐蚀剂（如酚甘油）。滴耳法：患者取坐位或卧位，患耳朝上。将耳郭向后上方轻轻牵拉，向外耳道内滴入药液3～5滴。然后用手指轻轻按揉耳屏数次，促使药液通过鼓膜穿孔处流入中耳。5～10分钟后方可变换体位。注意：滴耳药应尽可能与体温接近，以免引起眩晕。

（2）手术治疗：①中耳有肉芽或息肉，或电耳镜下虽未见明显肉芽或息肉，而经正规药物治疗无效，CT示乳突、上鼓室等有病变者，应做乳突径路鼓室成形术或乳突根治术。②中耳炎症已完全吸收，遗留鼓膜紧张部中央性穿孔者，可行单纯鼓室成形术。

八、护理

(一)非手术治疗护理要点

（1）观察患耳引流是否通畅，嘱患者勿随意用卫生纸或棉球堵塞患耳，耳内分泌物用消毒棉签擦干。

（2）患耳用药前用 3% 过氧化氢或 0.9% 氯化钠溶液彻底清洗外耳道及鼓室的脓液，并用棉签拭干后滴药。

（3）正确使用 1% 麻黄碱滴鼻以保持咽鼓管引流通畅。观察药物作用及不良反应、引流物的量及性质、听力恢复情况。

(二)术前护理

（1）心理护理。向患者说明手术目的、麻醉方法、如何配合手术，消除患者的紧张心理，增加其对手术的信心。

（2）术前改善患者的全身情况，注意摄入足够的蛋白质、维生素、水分。

（3）皮肤护理。术前应注意全身清洁，沐浴、洗头各 1 次。①耳部皮肤准备。术前 1 日剃除术耳周围头发（距耳郭 5～7cm），清洁耳郭、外耳道及该区周围皮肤，女性患者在术日晨将术侧头发梳向健侧。②供皮区皮肤准备。需植皮者，选定供皮区剃毛，清洁常用供皮区——大腿内侧皮肤（首选左腿），范围为上至腹股沟，下至膝关节入腿的内侧面。

（4）局麻患者术前可进少量清淡饮食，全麻患者应在术前 12 小时禁食，4～6 小时禁饮。

（5）遵医嘱给予术前用药。

（6）术前遵医嘱进行药物过敏试验，女性患者月经来潮应暂缓手术。

（7）去手术室前排尿便，患者取下义齿、饰品及其他贵重物品交家属保存。

(三)术后护理

（1）局麻术后取半卧位或健侧卧位，术耳向上，以免压迫伤口造成疼痛。如无发热、头痛、眩晕等症状，次日可起床轻微活动。人工镫骨手术患者需绝对卧床 48 小时。

（2）监测患者的生命体征，注意有无眩晕、头痛、恶心、呕吐、面瘫、眼球震颤出现，注意术耳有无出血。

（3）术后 3～5 日内进清淡半流质饮食或软食，逐渐改为普通饮食。

（4）伤口疼痛可给予镇静剂，但对疑有耳源性并发症时，应慎用止痛剂，以免掩盖病情延误治疗。

（5）术后头部及术耳用弹性绷带包扎，两天后由医生取下。不可以自己松绑，以免伤口出血或耳朵浮肿。

（6）做鼓室成形术者，术后不要用力擤鼻，以免气流把未长好的传音结构吹脱，使手术失败。

（7）患者洗澡或洗脸时不要浸湿术区敷料，保持伤口的干燥和清洁。

（四）特殊症状护理要点

耳聋护理要点如下：

（1）心理护理。主动安慰、关心、尊重和同情患者，向患者讲解本病的病因及治疗方法，并说明本病具有不治自愈的可能性，减轻患者的焦虑情绪，主动配合治疗和护理。

（2）遵医嘱用药，积极配合各项治疗，如安排患者进行高压氧舱治疗。

（3）在保证治疗的前提下，尽可能使患者充分卧床休息 7 ～ 10 日。

（4）禁烟酒，禁用各种耳毒性药物（如链霉素）。

（5）怀疑迷路窗膜破裂时，让患者取 30° 半卧位，患耳向上，使窗膜保持在水平位。禁止做增加颅内压的动作，如用力大便等。一般观察半个月，如症状缓解，行内耳窗膜探查术；如窗膜破裂，则行修补术。

第四节　老年性耳鸣与耳聋的防治与护理

一、老年性耳鸣与耳聋的预防

耳鸣和耳聋是两种不同的症状，但在老年人群中，这两者大都是同时存在的。而且两者的发病原因也相同。老年性耳鸣、耳聋，是由于老年后多种病变导致耳蜗神经功能障碍而出现的疾病，是老年人的多发病和常见病。

（一）精神抗病

耳鸣、耳聋的发病，与我们的精神状况有着直接的联系。想要预防老年性耳鸣、耳聋，就要尽量保持平和的心境和快乐的心情。防止气血上涌，导致耳压升高，诱发疾病。

（二）起居防病

1.注意保护耳朵

老年人尤其要注意保护自己的耳朵，避免噪声损害。噪声能让人的耳膜产生损伤，也会让人的情绪失去控制。所以，生活中要避开噪声。居住环境要尽量安静。遇到放鞭炮时，要捂住耳朵，保护鼓膜。平时也不要乱挖耳朵，防止出现外耳道和鼓膜受伤。

2.小心用药

尽可能避免使用对内耳听觉器官有毒性作用的药物如链霉素、卡那霉素、新霉素和奎宁等。

3.积极防治

高血压、高脂血症、骨关节病和内分泌疾病患者，有条件的应定期检查身体，千万不要自以为健康，更不应讳疾忌医。

4.节制性生活

中医上说，肾开窍于耳，耳朵的听力与肾功能有很大的关系。而房事过度会耗损肾精，导致耳鸣和耳聋。因此，应该节制房事。

（三）饮食宜忌

1.调整饮食结构

少吃动物脂肪和内脏，多吃富含微量元素和维生素 C、维生素 E 的食物，以提高体内超氧化物歧化酶的活性，清除致病的自由基。蔬菜、水果等都是有益于健康的食品。多食含锌、铁、钙丰富的食物，可补充微量元素，并有效地扩张微血管，促进内耳的血液供应，有效防止听力减退。不宜长期食用高盐、高脂肪、低纤维素类食物，不可暴饮暴食。

2.戒除烟酒

烟草中的一氧化碳和尼古丁都会刺激神经和血管，导致听觉末梢的神经被破坏。而且还会使耳蜗底部的听觉细胞中毒，导致耳鸣、耳聋。为了预防本病，必须要戒烟戒酒。

（四）锻炼防病

体育活动，能帮助调节身体的敏感性，丰富神经末梢，改善耳蜗的血液循环和神经调节。所以，体育运动对预防本病有重要作用。适当进行体育活动，可选择与自己体力相适应的气功、太极拳、健身操等项目。

（五）按摩养病

1.拧耳朵

食指轻轻插入外耳孔，来回转动各 20 次。用力要均匀，速度不宜过快，以防损伤耳内皮肤。不要双耳同时进行，应先左后右交替进行。

2.捏耳郭

双手掌心面对耳郭，先顺时针揉动 20 次后再逆时针揉动 20 次。早晚各做 3 次。揉动时不要用力过猛，以双耳郭充血发红为度。

3. 松耳郭

双手掌心面对耳郭，向内耳方向轻轻按下，然后轻轻松手，反复进行。刚开始每次 3～5 分钟，以后可增加到 5～10 分钟，早晚各两次。

4. 捏耳屏

耳屏亦称小耳朵。以拇指、食指不断挤压，放松耳屏，左右耳屏同时进行。每次捏 20～30 下，捏时以双耳屏发热为宜。

以上四步是一整套动作，要长期坚持。

（六）食药治病

1. 猪肾粥

取猪肾脏 1 对，粳米 150g。将猪肾去臊腺洗净，切成细丁，和粳米一起常法煮粥，加葱白两根。每日早、晚温热服食。

2. 莲肉红枣扁豆粥

取莲肉 10g，红枣 20 枚，白扁豆 15g，粳米 100g，加水常法煮粥。每日早、晚温热服食。可益精气、健脾胃、聪耳明目。

3. 黑豆炖狗肉

狗肉 500g，黑豆 100g。将狗肉洗净，切成块，和黑豆一起加水煮沸后，炖至烂熟，加五香粉、盐、糖、姜调味服食。狗肉性温，温肾助阳、补中益气；黑豆健脾补肾、解毒利尿、延年益寿。本方可用于防治老年人肾虚耳鸣、耳聋。

4. 黑木耳瘦肉汤

黑木耳 30g，瘦猪肉 100g。瘦猪肉切丁，黑木耳洗净，加生姜 3 片、水适量，小火炖煮 30 分钟，加盐服食。本方补肾、活血、润燥。黑木耳中含有一种抑制血小板聚集的成分，可降低血黏度，防止内耳动脉硬化，对耳鸣、耳聋伴高血脂者更为适用。

二、老年性耳聋的中医治疗

（一）中药治疗

1. 辨证要点

本病病机为年老脏腑虚损，精气渐衰，不能上荣于脑，耳窍失用，或肝气郁结上逆、痰火上壅，阻塞耳窍。辨证首重虚实，虚以肾元亏虚、脾胃虚弱、心脾两虚为特征；实以气郁痰结为表象。

2. 治疗要点

本病治疗多以培补正气为主。虚证宜缓图，忌大补壅补；实证宜缓攻，忌大攻大伐。

3.分证论治

（1）肝火上扰。

症状：耳聋时轻时重，耳内轰鸣，每于郁怒之后，耳聋突发加重，兼耳胀耳痛感，全身可见头痛面赤，心烦易怒，口苦咽干，或夜寐不安，胸胁胀闷，大便闭结，小便黄，舌红苔黄，脉弦数有力。

治法：清肝泄热，开郁通窍。

方药：龙胆泻肝汤加减。药用龙胆草、黄芩、栀子、石菖蒲、柴胡、生地、当归、车前子、木通、泽泻。便秘者加大黄；肝气郁甚，可酌加白芍、夏枯草、川楝子；若肾虚较甚，虚实夹杂，可酌加牡丹皮、女贞子、旱莲草等。可选用龙胆泻肝丸口服。

（2）痰火郁结。

症状：两耳蝉鸣不息，或"呼、呼"作响，有时闭塞憋气，听音不清，头昏沉重，胸闷脘满，痰多，口苦，或胁痛，喜太息，二便不畅，舌红苔黄腻，脉弦滑。

治法：清火化痰，和胃降逆。

方药：温胆汤加减。药用陈皮、半夏、茯苓、竹茹、枳壳。痰多加胆南星、海浮石；热甚加黄芩、黄连；痰多胸闷，大便不畅，可用礞石滚痰丸。

（3）肾阴不足。

症状：双耳听力减退，日渐加重，程度不等，可由听力下降至全聋，兼见耳鸣不止，耳鸣声细，入夜尤甚，房劳过度则加剧；全身可见头晕目眩，健忘失眠，多梦不宁，咽干口燥，但不思饮，腰膝酸软，五心烦热，颧红盗汗，男子遗精，女子经少经闭，舌红苔少无津，脉细数。

治法：补肾益精，滋阴潜阳。

方药：耳聋左慈丸加减。药用熟地黄、山茱萸、山药、泽泻、丹皮、茯苓、五味子、磁石、石菖蒲等，每次1丸，2次/日。若虚火较盛见五心烦热、盗汗者，加知母、黄柏、牡蛎、龙骨；精髓亏虚、耳聋甚者加制首乌、枸杞、鹿角胶。或用杞菊地黄丸。

（4）肾阳虚衰。

症状：耳聋逐渐加重，耳鸣声微。全身兼见目眩，腰膝酸软，畏寒肢冷，面色苍白，精神不振，尿多清长，男子阳痿遗精，女子宫寒不孕，舌淡苔白，脉沉细无力。

治法：温肾壮阳，通窍聪耳。

方药：右归丸加减，药用熟地黄、山药、山茱萸、菟丝子、枸杞、杜仲、当归、附子、肉桂、鹿角胶、石菖蒲、磁石等。四肢沉重，小便不利者可加牛膝、泽泻、薏苡仁。

（5）脾胃虚弱。

症状：耳聋，耳内虚鸣，劳则更甚，间有耳内突然发凉或空虚感觉，尤以蹲下后站立时更著。全身兼见面色萎黄无华，纳差，食后腹胀，大便时溏，四肢倦怠，少气懒言，舌淡苔白，脉虚弱无力。

治法：健脾益气，升阳通窍。

方药：益气聪明汤加减。药用黄芪、党参、甘草、升麻、葛根、蔓荆子、黄柏、白芍等。纳差腹胀，大便时溏明显，加砂仁、薏苡仁、麦芽、神曲。

（6）心脾两虚。

症状：听力下降逐渐加重，耳如蝉鸣。全身可见心神恍惚，惊悸虚烦，健忘，失眠多梦，饮食减少，腹胀便溏，倦怠乏力，面色萎黄，舌淡苔白，脉细弱。

治法：健脾养心，开窍聪耳。

方药：归脾汤加减，药用黄芪、党参、当归、龙眼肉、白术、木香、茯苓、酸枣仁、远志、大枣、生姜、甘草等。开窍加磁石、石菖蒲；血虚冲任不盛，经少经闭者，可合四物汤；月经量多或皮下青紫者加炒蒲黄、阿胶、仙鹤草、墨旱莲；食少腹胀者加砂仁、神曲。

（二）针灸治疗

1.体针

取耳门、听宫、听会、翳风、至阴、肾俞、脾俞、三阴交等穴，每次2～3穴。针对病情分别采用补泻手法。

2.耳针

取外耳、内耳、肾、肝、肾上腺、神门等穴，中等刺激，留针15～20分钟，10～15次为一个疗程。

3.穴位注射

维生素 B_1 或维生素 B_{12} 注射听宫、翳风、完骨等穴，每次 2mL，每日或隔日1次。

三、西医治疗

可用调节内分泌制剂、血管扩张剂、维生素制剂、营养神经及能量制剂以营养内耳，改善内耳微循环，但疗效均不确切。重度耳聋者，需佩戴适当的助听器。扩血管药物包括银杏叶片、诺迪康胶囊等；营养神经及能量制剂选择胞二磷胆碱、三磷酸腺苷或辅酶 A。

四、护理与康复

虽然没有特殊措施，但从饮食、起居等方面加以注意仍十分必要。对肾虚耳聋者，要注意休息和减少劳动，忌食辛辣刺激食物。脾虚者，避免过饥过饱，不过服寒凉之物，宜食清淡易消化食物。心脾两虚者，宜合理安排工作与休息，避免过度思虑劳倦。此外，睡前应忌饮咖啡、浓茶、酒等刺激性饮品，并戒烟。重度耳聋者，要注意交通安全。

五、转归与预后

本病听力减退呈进行性加重，因而宜及早治疗，如治疗得当，少数患者听力可有一定程度的恢复，多数患者的听力减退可不继续加重或减慢其发展，如对治疗丧失信心、放弃治疗者，往往可以渐成全聋。

第九章 常见慢性病的防治与护理创新策略

第一节 慢性病的心理管理创新策略

一、慢性病心理干预的基本原则

（一）接受性原则

对所有患者，不论其年龄大小、职务高低、初诊或复诊，都要做到一视同仁，热情接待，要用同情、理解的目光和鼓励、启发式的提问引导患者，耐心地倾听患者的诉说。其实，倾听的同时就是治疗的开始，因为患者在诉说的时候可以得到宣泄，并可能由此而减轻症状。要让患者感到无论他所说的内容是什么，都不会受到讥笑和鄙视。要以极大的同情心来理解患者的所作所为，这样患者才能感到医护人员是可以信赖的，才会接受治疗。

（二）支持性原则

患者患病后必然会产生受挫折的心理，但又无可奈何，常常是经历了一番磨难或痛苦的挣扎后才不得已来求治。有的患者可能是辗转多家医院但疗效不好，有的患者是已感到绝望或仅抱有一线希望，所以他们在求治时常常询问：我的病能治好吗？为此，治疗者要不断地向患者传递支持的信息，说明疾病的可治性，并列举成功的例子，以解除他们因缺乏疾病相关知识而产生的焦虑不安的情绪，增强其同疾病作斗争的信心和勇气。

（三）真诚性原则

疾病能否治好是患者及其家属十分关心的问题。医护人员应当以真诚的态度，认真地了解患者的症状、发病机制、诊断及治疗过程中的反应，并在慎重地确定治疗方案之后，根据具体情况不断地进行修正和完善。在此基础上就可以向患者做出科学的、实事求是的解释和保证，让患者认为医护人员的保证是有理有据、合情合理的。对于时间上的保证要稍长一些，以免到期达不到预期效果而引起患者的失望和挫折感，甚至对治疗产生怀疑。当然，也需要向患者说明，任何保证都需要患者积极配合，发挥主动性，遵守医嘱，否则会影响治疗效果。对治疗过程中患者取得的进展，也应及时给予肯定和赞赏。

（四）科学性原则

进行心理治疗一定要遵循心理学规律，要以科学的心理学理论为指导。为此，治疗者首先必须有坚实的专业基础，并树立治病救人的态度，不能以盈利和惑众为目的。

（五）保密性原则

对患者的姓名、职业、病情及治疗过程进行保密是医护人员所应遵循的职业道德。没有获得患者的许可，医护人员绝不可泄露患者的情况。

二、慢性病心理治疗措施

（一）支持性心理治疗

帮助患者分析发病及症状迁延的主客观因素，让患者了解疾病症状的发生过程与机制，使患者掌握疾病状况，了解要进行的治疗的概况，并进行解释、安慰、启发、说服，消除患者的顾虑，缓解其焦急情绪，从而促使其主动地与医护人员合作，同疾病作斗争。

（二）认知疗法

医生通过挖掘、发现患者对疾病的错误认知，加以分析、批判，代之以合理的、现实的认知，要让他们接受疾病存在的事实，用"既来之则安之"的态度去对待，既不要自怨自艾，更不要怨天尤人。要让患者了解适应能力可通过锻炼而改善，且能使器官功能处于一种新的动态平衡，从而更好地执行各种康复措施，激发其奋发向上的斗志，积极主动地克服困难，争取各项功能的最佳康复。在临床上，我们常常遇到慢性肾衰竭的患者，认为自己得了"癌症"，无药可救，就等死了，因此感到恐惧、绝望，对疾病和生命失去信心，从而消极甚至拒绝治疗。这就需要临床医生耐心、细致地发现患者的问题所在，向患者详细告知什么是慢性肾衰竭，得了慢性肾衰竭会有哪些临床表现，有哪些治疗方法，经过治疗身体会有哪些变化，透析的原理和操作方法，患者的预后和生存期……多数患者通过这样的详细讲解会消除对慢性肾衰竭的疑虑和恐惧，从而建立起与疾病长期斗争的信心。

（三）行为治疗

1.操作条件疗法

慢性病患者安于患者角色，而当其身体状况允许时，应鼓励其逐步摆脱这一角色。先从料理个人生活，如收拾床铺等开始，然后逐步增加活动，直到能最大限度地恢复其劳动能力等。治疗过程中不断对其所取得的成绩给予肯定及鼓励，使其正常行为不断得到强化，最后便可摆脱"患者身份"的习惯心理。

2. 自我调整疗法

自我调整疗法包括松弛疗法（使全身肌肉放松）如气功等，此法对具有紧张、焦虑症状的神经症或其他慢性躯体性疾病有改善作用。

三、慢性病心理护理措施

由于个体差异，患者心态千差万别，所以心理护理必须因人而异，因人施护，因病施护，有的放矢。现将常用的慢性病患者心理护理方法归纳如下。

（一）建立良好的医患关系

这是基础和重要保证。在医患关系中，医护人员应起主导作用。因此，医护人员应注意：①建立良好的第一印象。初次见面，医护人员朴实庄重的仪表和谦逊的语言可形成良好的形象，能给患者好的心理感受，使其改善不良情绪，并增加对医生、护士的信任。②培养高尚的道德感与深切的同情心。③熟练掌握医疗护理技术。④采取灵活的工作方法。⑤采用恰当的沟通方式，取得患者的支持和配合。

（二）促进病友间良好的人际关系

慢性病病程常较长，因此，医护人员可设法引导患者间相互认识、相互关心、相互鼓励、相互帮助。可通过建立病友之家、开展小组讨论等形式促进交流。如为慢性肾脏病患者举办肾友联谊会、血透患者联谊会、腹透患者联谊会等都是为了促进病友间的相互了解，让积极、乐观、依从性好的患者发挥促进作用，带动其他患者配合治疗。医护人员还可指导患者去走访疗效好的病友，向他们了解治疗的感受和应如何配合治疗，了解治疗中应注意的问题等。这对于患者克服焦虑、恐惧心理有积极的作用。同时，也要注意发现治疗中的意外情况及患者不良情绪变化，及时防止不良情绪的蔓延。

（三）解决患者实际问题，满足患者的需要

慢性病患者常需要坚持长期服药、控制饮食、改变不良行为习惯等。因此，医护人员应根据患者的具体问题，提供具体的指导和帮助。尽可能地满足患者的生理、心理需要，尤其需注意满足他们的尊重需要，从语言和行动上表现出对他们的尊重。

（四）提供有关疾病的信息

患者患病后，总是急切地想要知道自己患的是什么病、病情如何、疾病会对自己将来造成什么影响等。医护人员应尊重患者的知情权，尽量满足患者这一需要，从而避免他们产生不必要的忧虑、恐慌。但在告知疾病信息时，应注意患者的心理承受能力。

（五）锻炼患者的自理能力

慢性病患者的心理护理中强调自我护理，医护人员应通过心理疏导启发和指导患者，使患者尽可能地进行自我护理及自我保健。

（六）争取家庭、社会的支持

慢性病患者常有各种后顾之忧。例如，担心家人是否会嫌弃自己，担心治病会加重家庭经济负担，担心会影响工作，担心别人怎么看待自己等。所以，医护人员应争取家属亲友及社会对患者的关心和支持，帮助患者妥善处理和解决好这些问题，解除他们的后顾之忧，改善其不良情绪，以利于安心治疗。

（七）创造良好的治疗环境

良好的环境能满足人的生理需要和心理需要，有利于患者的治疗和康复。因此要尽量将医院环境布置得幽雅、宁静，病室内外布局陈设合理、光线适宜，色彩柔和，保持清洁整齐。休息室和活动室还应有音乐、书画，使人心绪宁静，充满生机。

（八）加强健康教育

医护人员要有计划、经常地对患者进行不同形式的健康教育，包括与疾病有关的医学知识，心理卫生、心理保健、心理支持、心理应对，情绪调节和自我护理等方面的知识，使患者对疾病能有科学认识，从而通过健康教育进一步调动患者的积极性，指导患者以乐观态度对待疾病，配合治疗。

（九）恰当使用心理治疗方法

对心身疾病患者的不同的心理行为问题，选择相应有效的心理治疗方法，如放松疗法、暗示疗法、认知行为疗法和生物反馈疗法等。护理是一门精细的艺术，心理护理是精细艺术中最精细的。它必须针对不同的对象，采用不同的语言技巧和交往方式。例如，与老年人交谈应言简意明，声音大些，必要时多重复两遍，让他们听懂意思；与年轻性情急躁者交谈，应该开门见山、直来直去；与性格内向、悲观少言者交谈，应该耐心细致，多给予鼓励和积极暗示，使其增强信心。另外，医护人员还应学习掌握非语词性交往技巧和常用的一般心理治疗技术等。

第二节 老年慢性病护理平台的构建

一、老年慢性病护理平台构建的意义

云平台即云计算平台简称，是基于云计算技术，进行数据存储与计算的平台。云平台能够通过计算资源的规模复用，降低计算成本，实现信息化的"规模经济"，从而达到资源的高效利用。应用于医疗领域的健康云平台根据健康医疗信息服务协议，为使用者提供高效的、动态的、可以无限扩展的技术资源服务。通过物联网采集的大规模、类型多样、增长迅速的疾病诊疗数据，在云平台分析和处理后再利用，可提高医院和社区的疾病管理效率，减少信息化建设的软硬件投入和运营维护成本。患者可以在家中查询个人健康信息和病历档案，获得健康咨询、慢性病管理、网上诊疗等服务[1]，从而实现对患者在"医院－社区－家庭"间的延续护理。

物联网云平台是近年来发展的新兴信息产业之一，它借助云计算技术和传感设备，可实现物物相联、人物相联，从而有利于资源共享和远程监控[2]。因此，构建基于云平台的护理服务模式是解决老年慢性病延续性护理问题的一种良好策略。将患者已有的医疗护理信息和物联网终端设备采集的生理数据，通过云计算技术整合到云端，进行智能化数据分析并生成老年慢性病护理处方，然后借助手机、平板电脑等电子通信设备，向老年慢性病患者提供健康指导，达到延续护理和动态管理患者的目的。开展老年慢性病延续护理综合信息云平台模块内容的构建研究，对提升延续护理质量，节约医疗资源，培养老年护理专业人才都具有十分重要的意义。

本研究的创新点在于将老年慢性病与手机 App、云平台设计相结合，属于交叉学科项目，构建的老年慢性病延续护理云平台模块，符合我国卫生信息化建设的发展趋势。以高效、高质量、智能化地进行老年慢性病患者的延续护理，提高老年人的健康水平为目的。

虽然有些发达省市已建成了以居民健康档案为中心的区域卫生信息平台，

---

① 刘博.基于云计算的区域健康服务平台的设计与实现[D].上海：复旦大学，2012.

② 李秀敏，雷国华，王希杰，等.物联网技术在社区居民健康促进中的应用[J].医疗卫生装备，2013（8）：88-90.

但尚未完全实现智能化健康管理、影像检查结果共享、双向转诊、信息标准化建设等内容。由于缺乏统一规划和相关技术标准，社区和医院之间的沟通机制不畅，基于云平台的区域医疗信息化尚未在大范围内实行，平台内的老年慢性病患者的信息较分散，无法实现区域间的信息共享。因此，本研究构建的老年慢性病延续护理云平台具有重大现实意义。移动医疗应用（mobile medical application，以下简称"医疗 App"）是指基于移动终端的医疗类应用软件，具有方便快捷、学习成本低、产品类型多样等特点[①]。针对病程长且并发症多的老年慢性病，移动医疗 App 能为患者提供随时随地的医疗护理服务，缓解医疗资源的短缺和不平衡现状。配合老年慢性病云平台的使用可实现信息存储性及实时性的共赢。

二、模块内容构建

（一）模块内容构建原则

本研究在构建老年慢性病云平台延续护理模块内容的过程中，参考了国内外相关研究的指标体系的构建方法，结合老年人的生理特点及接受能力状况，遵循"科学性、目的性、可行性"的原则构建了相应的指标体系。①科学性原则：要求指标的内容要以相关的理论基础和前期实践为指导，确保研究过程的系统化、规范化、严谨化。②目的性原则：模块内容的设计要符合老年慢性病延续护理的要求，凸显出"延续护理"和"云平台"的主题，体现云平台的智能化特征。③可行性原则：模块内容的构建要符合老年慢性管理的实际，使构建出的内容在临床应用中切实可行。

（二）模块内容的设计

基于护理及信息相关理论，收集国内外云平台及 App 应用资料，本研究在小组讨论的基础上进行了老年慢性病延续护理云平台模块内容的初步设计，形成了老年慢性病延续护理综合云覆盖下，患者端 App、医护端 App 与综合云平台信息交互及共享的新模式。

（三）老年慢性病延续护理综合云（以下简称综合云）

作为本研究核心部分内容，具有强大存储和计算功能的云平台可实现全国老年慢性病患者的延续护理功能，综合云包含了医患信息、智能评估、智慧管理、基本服务四个模块的内容。借鉴护理程序的模式，四个模块内容互为补

---

① 李金凯 . 智能手机 App 在远程健康体检中的研究进展及前景 [J]. 中国卫生检验杂志，2015（1）：151-152.

充、相互促进，循环运作，不断提升老年慢性病患者的健康水平。医护信息整合了患者所有健康信息及医护人员的工作信息。其中患者信息包括一般资料、当前患病情况、诊疗护理记录，医护人员工作信息包括基本信息、云诊安排、对社区医护人员的授权管理情况。

智能评估是运用物联网终端设备实时监测患者的生理指标数据，记录患者的饮食、用药、休息、活动、排泄、皮肤等一般状况，运用可操作的感知觉量表及心理评估问卷进行功能性健康型态评估，将评估结果通过患者端 App 及时更新到综合云，云平台结合患者之前的健康数据和指标正常范围值，形成趋势图，在云端进行数据挖掘和管理，对监测值进行智能化评估。综合云的智能评估涵盖了患者需要评估的所有内容模块，各模块以独立的方式组合出现，方便患者端 App 下载和使用。出现异常值是给予标记和提醒，指示患者进一步的处理方案或者尽早就医。智慧管理是根据智能化评估结果，制定出个性化的老年慢性病护理处方，对患者进行疾病管理，包括生理指标监测、饮食、用药、疼痛、睡眠与活动、排泄等方面的健康干预。

医护人员通过云平台制订随访计划，对患者的健康咨询问题给予解答，从而对患者进行个性化的智慧管理。基本服务模块是服务于整个云平台和医护人员，实现特殊功能及基本系统维护功能的，包括一键救助、预约挂号、费用管理、系统维护及医护人员的病例分享和对患者的信息推送。

（四）老年慢性病患者端 App（以下简称患者端 App）

按照综合云的模块内容，从老年慢性病患者的年龄特征出发，构建出适合老年人使用的患者端 App 模块内容，作为综合云的信息采集和智慧管理终端，患者端 App 可实时监测患者的健康动态，提供随时随地的医疗护理服务。患者通过个人手机号码登录患者端 App，从云端下载基本信息、疾病资料、诊疗和护理记录，了解个人健康状况。

根据云端的健康计划，选择需要的健康评估模块进行健康监测，定时测量生理指标数据，记录饮食、用药、运动等状况。通过 App 的接口模块与物联网终端设备相连，如电子血压计、血糖仪、腕表等可穿戴设备，并对各终端设备进行设置和管理。根据云端的健康处方对患者进行生理指标监测和饮食、用药、运动等方面的健康管理，患者可以通过下载了患者端 App 的手机或平板电脑进行健康咨询、预约挂号及慢性病知识学习。患者端 App 可实现远程医疗和个性化的健康管理，对患者遵医嘱行为进行评分，推送健康信息，培养老年慢性病患者及其家属的健康意识，更好地实现自我的健康管理。

（五）老年慢性病医护端App（以下简称医护端App）

医疗护理是一门对专业性、技术性要求很高的工作，现代科技的发展使仪器部分替代了传统的"望、闻、问、切"诊疗方式，然而疾病管理程序的决策性功能需要医疗专业人员来实现。医护端App作为综合云功能模块的重要组成部分，对老年慢性病的延续护理起到决定作用。信息化技术使医疗护理工作不再局限于医院和上班时间，而是扩展到社区及家庭，医护人员可以随时通过远程医疗的健康咨询、云端随访、疗效评测等方式对患者进行健康管理及指导患者自我管理。根据患者健康状况及能力等级理论，可由老年慢性病的专属医生、专科护士及慢性病专家指导社区医护人员进行基本的护理操作。针对老年人对手机App接受能力较弱、掌握速度较慢、视力听力功能受限的状况，设置了社区志愿者作为社区医助，指导老年人使用患者端App。

第三节　慢性病防治中的前沿检测技术应用

一、慢性病防治中的前沿检测技术的重要作用

被誉为"防控慢性病里程碑"的第66届联合国大会对全球慢性病防控模式提出了新的要求：以治疗患者为重点的"下游干预"变为防止危险因素生成的"上游预防"[1]。通过对前沿检测技术在慢性病防控领域的应用情况和前景的介绍，以及我国慢性病防控机构的实验室建设现状的概述，希望能为我国慢性病防控的模式创新提供思路和线索。

加快疾控系统慢性病实验室建设刻不容缓。为应对慢性病防控的严峻形势，欧美国家通过提升慢性病防控机构实验室条件，推进了前沿检测技术在慢性病防控领域的应用，缩短了基础研究到慢性病防控应用的时间，加快了新技术转化为低成本、高科技含量的慢性病防控适宜技术的速度。其意义和价值已引起欧美国家的高度重视并催生了战略行动，已建立起近百所国际知名的慢性病防控实验室，专注于基础研究成果向慢性病预防、诊断和治疗适宜技术的转化。

国内也正加大慢性病领域的实验室能力建设，但仅限高等院校和科研单位的基础性研究实验室，疾控系统慢性病实验室建设尚处于探索阶段。绝大多数

---

① WANG L, KONG L, WU F, et al. Preventing chronic diseases in China[J].Lancet, 2005, 366（9499）：1821-1824.

省市都缺少一个规范的慢性病实验室，只有上海市疾控中心的公共卫生分子生物学研究室和深圳市慢性病防治中心的分子生物实验室部分承担了慢性病实验室的职能。近年来，广州市疾控中心充分抓住"广州市成人慢性病危险因素监测"和"农村地区老年人慢性病筛检"等项目开展的契机，成功建立了各类型慢性病高危人群、正常人群和患病人群不同观察点体液的生物样本库和反映研究对象疾病、特征动态变化的数据库，并利用中心实验室先进的技术平台，在慢性病遗传易感和发病预测模型方面取得了一定的研究成果[1]。

国内慢性病防控机构只能以传统流行病学的大体观察和表型研究为主，局限于外部暴露与发病或死亡的联系，无法对疾病自然史不同阶段的生物学事件进行深入剖析，局限性亦愈来愈突出[2]，特别是病因确认、管控决策、基础研究成果向慢性病防控转化、预防措施评价等所依赖的实验室客观数据无法溯源，质控手段缺乏等。同时，慢性病监测调查规模和频率的不断增加，为慢性病防控需要的区域化大型生物样本库建设提供了可能，但由于各级疾控机构均缺乏相应实验室配备，使得宝贵的样本在检测简单的生化指标之后便被丢弃。因此，推进疾控系统慢性病实验室建设已刻不容缓。

二、慢性病防控常用的前沿检测技术的创新应用

慢性病防控工作中常用的前沿检测技术主要包括核酸技术、蛋白质技术、酶学技术、代谢组学技术、生物芯片技术以及其他技术等。

（一）核酸技术

核酸技术包括核酸电泳图谱、RFLP分析技术、核酸分子杂交、核酸体外扩增技术（PCR技术）和核酸序列分析技术等。其中，核酸序列分析技术主要用于开展基因突变检测、染色体结构改变、单核苷酸多态性（SNP）分析、甲基化修饰等，被认为是揭示人类发病及其易感性的极具美好前景的领域。

（二）蛋白质技术

蛋白质分离检定技术根据不同蛋白质分子理化性质、免疫活性等差异，对其进行成分鉴定、含量测定和序列分析，并将不同组织和个体间的表达水平、

---

① WANG YL, LIANG HY, GAO YH, et al. A functional variant of NEDD4L is associated with obesity and related phenotypes in a Han population of southern China[J].Int J Mol Sci, 2013, 14（4）: 7433-7444.

② GAZIANO TA, YOUNG CR, FITZMAURICE G, et al. Laboratory-based versus non-aboratory-based method for assessment of cardio vascular disease risk: The NHANES I follow-up study cohort[J].Lancet, 2008, 371（9616）: 923-931.

生物活性和功能进行比较，发现与疾病相关的特异性蛋白分子标志物。主要有凝胶电泳、蛋白转印杂交、高速离心、色谱分析、质谱分析、蛋白质测序等。

（三）酶学技术

蛋白酶的分离检定技术与蛋白质相似，但要求一定的条件（如温度$4 \sim 6℃$、特定缓冲液等）。蛋白酶可以进行功能检定和结构检定，如定性检测细胞、组织内某种酶的存在与否，定量测定某种酶的活性等；生物标本内的蛋白酶经过凝胶电泳分离再进行特异染色可以确定其分子质量，并进行不同生物体间的异同比较，如近年来分子流行病学中应用的多位点酶电泳（MEE）法。

（四）代谢组学技术

代谢组学利用高通量、高灵敏度与高精确度的现代分析技术，对细胞、有机体分泌出来的体液中的代谢物的整体组成进行动态跟踪分析，借助多变量统计分析方法，来辨识和解析被研究对象的生理、病理状态及其与环境因子、基因组成等的关系。代谢组学技术以灵敏和强大的分析平台为支撑，主要依赖于核磁共振波谱法（NMR）、液相色谱–质谱联用（LC–MS）以及气相色谱–质谱联用（GC–MS）技术。

（五）生物芯片技术

生物芯片技术是近年来发展起来的一种基于分了杂交原理的新型生物标本检测技术，可以检测核酸、蛋白质等生物大分子。主要特点：一是快速，短的几十分钟就可以获得结果；二是检测量大，1块芯片1次可以检测数百上千甚至数万个生物特征（如基因、蛋白质、特定抗原等）。

（六）其他技术

分子流行病学应用的实验室技术很多，除上述介绍的以外，还有免疫学技术，如酶联免疫吸附试验（ELISA）、荧光免疫试验（FIA）、放射免疫试验（RIA）、免疫细胞化学检测（ICC）等；色谱技术，如高效液相色谱技术（HPLC）、液相蛋白色谱技术（FPLC）、毛细管电泳技术等。

三、实验室前沿检测技术在慢性病防控中的应用前景

慢性病的发生发展是遗传、环境和精神因素共同作用的结果。而仅研究外部暴露与发病或死亡的联系，已无法满足现代公共卫生"零级预防"和"个体化干预"的需要。随着分子生物学、基因组学、蛋白质组学、代谢组学、生化免疫学的飞速发展，前沿检测技术在慢性病防控中显示出了独有的优势和潜力。

（一）候选基因检测和未病时的精准预防

例如，盐敏感性作为原发性高血压的一种内表型，与限盐优势人群的识别、特效药物的选择以及心脑血管事件的发生密切相关。基于 GRK4 基因单核苷酸多态性研发的基因诊断方法，使得健康人群中盐敏感者的大规模筛查成为可能，为指导盐敏感者生活习惯针对性调整、实现盐敏感性高血压的"零级预防"带来了曙光[①]。

MTHFR 基因突变导致的高同型半胱氨酸血症是心脑血管急性事件发生的独立危险因素，而 MTHFR（C677T）基因检测试剂盒（DNA 微阵列芯片法）能在第一时间发现并预警 MTHFR 基因异常人群，通过指导其生活习惯针对性调整，可推迟甚至避免心脑血管急性事件的发生[②]。

（二）发病风险预测和针对性干预

BRCA 1/2 与家族遗传性乳腺癌高度相关。通过对 BRCA 1/2 的检测，可以筛检出乳腺癌的高危人群，利于该类疾病的早期诊断与治疗[③]。研究还表明，对于家族遗传性乳腺癌或可通过检测上述两种基因突变，进行预防性的外科手术或化学药物预防[④]。据报道，美国通过每年 400 万～500 万人的基因检测和预防性手术，已使家族性大肠癌的发病率下降了 90%，家族性乳腺癌的发病率下降了 70%。国内专家通过系统研究 17 个已知基因多态性位点对 2 型糖尿病患病风险的预测价值，发现：①这些基因多态性位点对 2 型糖尿病患病风险的影响具有显著的叠加作用。②遗传风险分数（genetic risk score，GRS）和 BMI 对空腹血糖和糖化血红蛋白水平的影响存在着显著的相互作用。这些遗传学研究的最新发现为今后在中国人群中开展 2 型糖尿病早期预测提供了重要依据[⑤]。

---

① FELDER RA, WHITE MJ, WILLIAMS SM, et al.Diagnostic tools for hypertension and salt sensitivity testing[J]. Curr Opin Nephrol Hypertens, 2013, 22（1）: 65-76.

② VARGA EA, STUM AC, MISITA CP, et al. Cardiology patient pages. Homocysteine and MTHFR mutations: Relation to thrombosis and cornary artery disease[J]. Circulation, 2005, 111（19）: e289-293.

③ FRIEDENSON B. Assessing and managing breast cancer risk: Clinical tools for advising patients[J]. Med Gen Med, 2004, 6（1）: 8.

④ PARK S, COCHRANE BB, KOH SB, et al. Comparison of breast cancer risk estimations, risk perception, and screening behaviors in obese rural Korean women[J]. Oncol Nurs Forum, 2011, 38（6）: e394-401.

⑤ ZHU J, LOOS RJF, LU L, et al. Associations of genetic risk score with obesity and related traits and the modifying effect of physical activity in a Chinese Han population[J].PLoS One, 2014, 9（3）: e91442.

（三）分子标志物的鉴定和应用

基于各种组学方法筛选出可以用于早期识别疾病、预测疾病、判断药物疗效和评估患者预后的生物标志物具有重要的现实意义。Zhao 等[①]通过代谢指纹图谱研究，揭示了糖尿病前期患者的代谢特征，并证实了脂肪酸、色氨酸、尿酸、胆汁酸等的代谢改变发生于 2 型糖尿病出现症状前很长的一个时间里，为糖尿病的早期诊断和干预提供了新的可能。袁凯龙等[②]利用气相色谱法对氯沙坦治疗 2 型糖尿病的药效进行了代谢组学研究，研究者对衍生化后的尿液进行了代谢轮廓分析，并对糖尿病治疗的临床指标如血压、尿蛋白、8- 羟基 –2-脱氧鸟苷及血肌酐进行了监测，结果显示，当临床指标还未出现明显变化时，尿液代谢组学分析已显示出山梨醇和肌醇的显著变化，证实代谢组学技术可用于氯沙坦治疗糖尿病效果的快速监测和评价。

（四）基于分子分型的个体化治疗管理

肿瘤、心脑血管病及糖尿病等慢性病多是高度异质性疾病，无论是对预防干预还是对药物治疗的反应都存在明显的个体差异。这种差异被认为是由于个体的分子差异（关键基因的异常表达）造成的，近 10 年来，以基因表达差异为基础的慢性病分子分型方法的建立为明确慢性病的异质性、分期的合理性、预后判断的准确性及治疗方案的个体性等提供了重要依据[③]。

（五）预测疗效转归，实现随访管理中的个体化指导

使用有效的生物标志物进行患者药物敏感性和预后的预测，从而为选择敏感性药物和适当剂量提供依据，以提高疗效和改善预后。例如，张爽等[④]开展的"不同 5，10- 亚甲基四氢叶酸还原酶基因型人群叶酸补服效果评价"研究、金鑫等[⑤]开展的"过氧化物增值激活受体 γ2 基因多态性对高血糖人群膳食干

① ZHAO X, FRITSCHE J, WANG J, et al.Metabonomic fingerprints of fasting plasma and spot urine reveal human prediabetic metabolic traits[J].Metabolomics, 2010, 6（3）：362–374.

② 袁凯龙，石先哲，路鑫，等.洛沙坦治疗糖尿病的气相色谱代谢组学 [J]. 中国医学科学院学报，2007，29（6）：719–724.

③ 黄远飞，彭健，赵震宇，等.高血压个体化药物治疗相关基因分型芯片数据分析软件设计[J].中国临床药理学与治疗学，2010，10（4）：438–442.

④ 张爽，鲁衍强，芮欣忆，等.不同 5，10- 亚甲基四氢叶酸还原酶基因型人群叶酸补服效果评价 [J]. 天津医药，2013，13（7）：628–631.

⑤ 金鑫，翟成凯，张小强，等.过氧化物增值激活受体 γ2 基因多态性对高血糖人群膳食干预效果的影响[J].中国慢性病预防与控制，2009，17（6）：556–558.

预效果的影响"研究、张群等[①]开展的"过氧化物酶体增殖物激活受体 γ2 基因多态性对血脂异常人群膳食干预效果的影响"研究等，对于慢性病患者的随访管理都具有良好的指导性作用。

四、未来展望

疾控系统慢性病防控实验室的建设可以在前沿检测技术与慢性病防控之间搭建起沟通的桥梁，可以极大促进学科的融合，加快前沿技术的转化，是推动慢性病预防医学向预知、预测、预防和个体化干预的关键，也是解决慢性病防控"重心下沉，关口前移"的主要技术保障。

第四节 基于分子生物学技术的慢性病创新治疗

一、氢分子生物学技术在慢性病治疗中的应用

长期以来分子氢（H_2）被认为在哺乳动物中是非功能性的。2005 年，一项研究[②]明确电解水中的 H_2 减少大鼠的氧化应激。Ohsawa 等[③]随后报道 1% ～ 4% H_2 吸入明显缩小大鼠脑梗死范围，由此引发人们对 H_2 在各种疾病中作用的巨大关注。

近年来，对 H_2 的研究逐渐成为热点。H_2 潜在的治疗效果已在多种不同的人类和动物疾病模型中得以体现，在人体的各个器官中大都得到证实[④]。H_2 效应的分子机制显示，其在抗氧化、抗炎、抗凋亡、能量代谢、调节基因表达和

① 张群，翟成凯，王艳莉，等 . 过氧化物酶体增殖物激活受体 γ2 基因多态性对血脂异常人群膳食干预效果的影响 [J]. 中华预防医学杂志，2010，44（1）：39-43.

② YANAGIHARA T, ARAI K, MIYAMAE K, et al.Electrolyzed hydrogen-saturated water for drinking use elicits an antioxidative effect: A feeding test with rats[J].Biosci Biotechnol Biochem, 2005, 69: 1985-1987.

③ OHSAWA I, ISHIKAWA M, TAKAHASHI K, et al.Hydrogen acts as a therapeutic antioxidant by selectively reducing cytotoxic axygen radicals[J].Nat Med, 2007, 13: 688-694.

④ ICHIHARA M, SOBUE S, ITOM, et al.Beneficial biological effects and the underlying mechanisms of molecular hydrogen-comprehensive review of 321 original articles[J]. Med Gas Res, 2015, 5: 12.

信号传导等多个领域发挥重要的生物学作用[①]。

H_2 直接穿透生物膜向胞浆扩散，迅速到达线粒体和细胞核，可通过大多数抗氧化剂不能通过的血脑屏障，H_2 作为抗氧化剂，不直接消除功能性的活性氧（ROS）[②]，选择性地清除有毒性的 ROS。Ohta 研究[③] 表明 H_2 抗氧化作用可通过直接与化合物反应，选择性清除体内羟基自由基（—OH）和还原性过氧化亚硝酸盐（—ONOO—），以保护细胞免受氧化应激损伤，H_2 不与超氧阴离子、过氧化氢、—NO 反应。然而—OH 和—ONOO—的特异性清除活性不能完全解释抗炎和抗凋亡的作用，这应该涉及一些信号通路的调节。

H_2 可通过诱导抗氧化酶和抑制氧化酶来起到降低 ROS 的作用，如血红素加氧酶 1（HO-1）、丙二醛（MDA）及超氧化物歧化酶（SOD）等[④]，但其调控的具体信号通路仍未得到证实。H_2 还可上调抗凋亡分子 Bcl-2 和 Bcl-xL，下调促凋亡因子 Caspase-3、8、12 起到抑制细胞死亡的作用。一项缺血再灌注损伤大鼠模型研究结果表明，H_2 预处理可显著增加心脏 ATP 水平，线粒体呼吸链中酶活性增加，包括复合物 Ⅰ、Ⅱ、Ⅴ[⑤]。

目前研究尚未证实 H_2 有细胞毒性和器官毒性作用。呼吸道摄入 H_2 在使用上存在一定局限性，而 H_2 注入培养基不改变 pH 值、O_2 和 CO_2 浓度。目前较理想的对 H_2 的使用方法是通过一定压强将 H_2 溶于水或 0.9% 氯化钠溶液中，制成富含 H_2 的饱和溶液。较为普遍的富氢水制备工艺一是通过物理高压溶氢技术，使 H_2 溶入水中；二是通过电解水制富含氢的溶液。近年来，H_2 干预脂代谢的研究逐渐成为 H_2 医学研究热点。

---

① KAWAMURA T, HUANG CS, Tochigi N, et al. Inhaled hydrogen gas therapy for prevention of lung transplant-induced ischemia/ reperfusion injury in rats[J]. Transplantation, 2010, 90: 1344-1351.

② OHSAWA I, ISHIKAWA M, TAKAHASHI K, et al.Hydrogen acts as a therapeutic antioxidant by selectively reducing cytotoxic oxygen radicals[J]. Nat Med, 2007, 13: 688-694.

③ OHTA S. Molecular hydrogen as a preventive and therapeutic medical gas: initiation, development and potential of hydrogen medicine[J]. Pharmacol Ther, 2014, 144: 1-11.

④ OHTA S.Molecular hydrogen as a preventive and therapeutic medical gas: initiation, development and potential of hydrogen medicine[J]. Pharmacol Ther, 2014, 144: 1-11.

⑤ NODA K, TANAKA Y, SHIGEMURA N, et al. Hydrogensuppl emented drinking water protects cardiac allografts from inflammation-associated deterioration[J]. Transpl Int, 2012, 25: 1213-1222.

目前降脂治疗的手段分为两种：第一是改变生活方式。膳食控制研究表明单纯低卡健康饮食控制下 2 型糖尿病和高脂血症患者 BMI、空腹血糖（FBG）、三酰甘油（TG）和总胆固醇（TC）均显著下降。第二是采取药物治疗的方式。一级预防的首选药物是他汀类药物，如果患者不耐受或单用他汀类药物不能达到特定的低密度脂蛋白胆固醇（LDL-C）目标值，可建议采用非他汀类药物。H_2 在体内扩散后，相较水相而言，H_2 更倾向于集聚在脂相，而不饱和脂肪酸区域是初始链式反应的主要地点[1]。

H_2 具有抑制链式反应的特点，可防止产生脂质过氧化物，进而导致氧化应激标志物的产生[2]。H_2 通过抑制氧化磷酸化链式反应，抑制脂质氧化、过氧化，进而减少氧化应激的发生。H_2 下调各项脂质水平[3]，如 LDL-C、小而密的低密度脂蛋白（sd-LDL）、高密度脂蛋白胆固醇（HDL-C）、TC、TG、氧化型低密度脂蛋白（ox-LDL）、游离脂肪酸（FFA），降低 db/db 小鼠的脂肪及体重，刺激能量代谢[4]，改善脂肪肝、2 型糖尿病/糖耐量和动脉粥样硬化[5]。这可能是 H_2 干预脂代谢调控的潜在优势之一。H_2 对脂质代谢的作用是目前医疗气体 H_2 的研究热点之一。

二、肥胖的创新治疗

肥胖和脂代谢异常、胰岛素抵抗、炎症反应密切相关，脂肪酸转位酶 CD36 介导不同类型细胞摄取游离脂肪酸，并在细胞内转运长链脂肪酸，HepG2 细胞

① HANAOKA T, KAMIMURA N, YOKOTA T, et al.Molecular hydrogen protects chondrocytes from oxidative stress and indirectly alters gene expressions through reducing peroxynitrite derived from nitric oxide[J]. Med Gas Res, 2011, 1: 18.

② NIKI E.Biomarkers of lipid peroxidation in clinical material[J]. Biochim Biophys Acta, 2014, 1840: 809-817.

③ IUCHI K, NISHIMAKI K, KAMIMURA N, et al.Molecular hydrogen suppresses free-radical-induced cell death by mitigating fatty acid peroxidation and mitochondrial dysfunction[J]. Can J Physiol Pharmacol, 2019, 97: 999-1005.

④ KAMIMURA N, NISHIMAKI K, OHSAWA I, et al.Molecular hydrogen improves obesity and diabetes by inducing hepatic FGF21 and stimulating energy metabolism in db/db mice[J]. Obesity（Silver Spring）, 2011, 19: 1396-1403.

⑤ KOROVLJEV D, STAJER V, OSTOJIC J, et al.Hydrogen-rich water reduces liver fat accumulation and improves liver enzyme profiles in patients with non-alcoholic fatty liver disease: A randomized controlled pilot trial[J]. Clin Res Hepatol Gas troenterol, 2019, 43（6）: 688-693.

在富含游离脂肪酸的培养基中置于 75% H_2 的培养箱中培养 24 小时，相较于空气对照组而言，HepG2 细胞对脂肪酸的摄取降低。H_2 未改变 CD36 mRNA 水平，下调 CD36 蛋白表达。H_2 的作用机制可能涉及 CD36 转录后事件。Kamimura 等[①]用富氢水处理 db/db 小鼠 3 个月，发现富氢水可显著抑制 db/db 小鼠体重增加，降低血糖和 TG 水平，减少肝脏氧化应激，抑制肝脏脂肪堆积，提高 FGF21 的肝脏 mRNA 水平，并观察到分子氢和糖原一起在肝脏中蓄积，糖原的消耗伴随着 H_2 的增加。成纤维细胞生长因子 21（fibroblast growth factor 21，FGF21）是成纤维细胞生长因子家族的一名新成员。FGF21 在肝脏中特异性表达，通过作用于脂肪组织及胰腺来降低血糖、三酰甘油、胰高血糖素，改善胰岛 β 细胞的功能，从而预防饮食诱导的肥胖及胰岛素抵抗。FGF21 可增加脂肪酸和葡萄糖消耗，调节过氧化物酶体增殖物激活受体 γ（PPAR γ）（脂肪形成的主要转录调节因子）的活性，FGF21 基因可使小鼠在 PPAR γ 信号传导中表现出缺陷，包括体内脂肪减少和 PPAR γ 依赖性基因表达减弱。富氢水处理 db/db 肥胖小鼠，肝脏激素成纤维细胞生长因子 FGF21 表达增加，其可通过激活 PPAR γ 基因表达，转录与脂肪酸相关代谢基因，调控脂质代谢。

三、脂肪肝（以非酒精性脂肪肝为主）的创新治疗

脂肪肝与肥胖、血脂异常、糖尿病和胰岛素抵抗密切相关。非酒精性脂肪肝发病率高达30%，正在成为世界范围内最常见的肝病[②]，但是其针对危险因素的纠正治疗仍然难以捉摸。在脂肪肝的发病机制中，胰岛素抵抗和高脂血症是导致肝脏脂肪堆积的第一步，使得肝脏更易受到损伤；氧化应激和炎症是脂肪肝形成的第二步，直接损伤到肝脏，进而形成脂肪肝[③]。一项研究表明富氢水长期干预高脂饲料喂养的 C57BL/6 小鼠，可显著降低血脂水平[④]。

① KAMIMURA N, NISHIMAKI K, OHSAWA I, et al.Molecular hydrogen improves obesity and diabetes by inducing hepatic FGF21 and stimulating energy metabolism in db/db mice[J]. Obesity（Silver Spring），2011, 19: 1396-1403.

② LECLERCQ I. Non-alcoholic fatty liver disease[J]. Bull Mem Acad R Med Belg, 2010, 165: 147-155.

③ FIORUCCI S, BIAGIOLI M, DISTRUTTI E. Future trends in the treatment of non-alcoholic steatohepatitis[J]. Pharmacol Res, 2018, 134: 289-298.

④ WANG X, WANG J. High-content hydrogen water-induced downregulation of miR-136 alleviates non-alcoholic fatty liver disease by regulating Nrf2 via targeting MEG3[J]. Biol Chem, 2018, 399（4）: 397-406.

富氢水处理游离脂肪酸暴露肝细胞后，可显著提高肝细胞活性，改善脂质储存，进一步研究显示其通过 miR-136/MEG3/Nrf2 轴改善肝脏脂质积累，减轻脂肪肝。

另一项富氢水处理高脂饲料喂养脂肪肝小鼠的研究也发表了类似结果[1]；同时，还观察到经富氢水干预，小鼠肝脏组织微泡和大泡脂肪变性受到抑制，几乎不形成脂肪包涵体，富氢水显著上调乙酰辅酶 A 氧化酶的表达。高脂饲料喂养的大鼠每日腹腔注射富氢盐水，结果显示富氢盐水干预脂肪肝大鼠可激活 PPARα 和 PPARγ 表达，抑制脂肪酸合成酶的表达，降低 ALT、TC、TG、FBG、空腹胰岛素（FINS）水平协同抑制游离脂肪酸的合成，显著改善非酒精性脂肪肝，改善胰岛素敏感性和降低糖耐量[2]。

类似地，富氢水对乙醇诱导的小鼠早期酒精性脂肪肝的预防作用研究结果显示，其可降低乙醇诱导的肝脏 AST、ALT、TG、TC 水平上升，下调肝脏炎症细胞因子 TNF-α、IL-6 表达，增加血胃饥饿激素（Ghrelin）含量；提示富氢水可能通过诱导酰基 Ghrelin 表达抑制促炎细胞因子 TNF-α、IL-6 水平，从而激活抗氧化酶对抗氧化应激，达到保护慢性酒精性肝损伤的作用[3]。

四、2 型糖尿病的创新治疗

2 型糖尿病常伴随有肥胖或脂代谢异常，尤其是血清 LDL-C、HDL-C，这些可增加患者心血管事件风险。富氢水长期干预 db/db2 型糖尿病小鼠，可上调各种肝脏代谢基因的表达，刺激能量代谢；富氢水通过调控 4HNE/Akt/FoxO1 信号转导通路，调节 PGC-1α 表达，激活 PPARα 途径，促进与脂肪酸 β 氧化的相关代谢基因 FGF21 转录，增加脂肪酸和葡萄糖的消耗[4]。脂联素

① JACKSON K, DRESSLER N, BEN-SHUSHAN RS, et al.Effects of alkaline-electrolyzed and hydrogen-rich water, in a high-fat-diet nonalcoholic fatty liver disease mouse model[J]. World J Gastroenterol, 2018, 24: 5095-5108.

② ZHAI X, CHEN X, LU J, et al.Hydrogen-rich saline improves nonalcoholic fatty liver disease by alleviating oxidative stress and activating hepatic PPARalpha and PPARgamma[J].Mol Med Rep, 2017, 15: 1305-1312.

③ LIN CP, CHUANG WC, LU FJ, et al.Anti-oxidant and anti-inflammatory effects of hydrogen-rich water alleviate ethanol-induced fatty liver in mice[J].World J Gastroenterol, 2017, 23: 4920-4934.

④ KAMIMURA N, ICHIMIYA H, IUCHI K, et al.Molecular hydrogen stimulates the gene expression of transcriptional coactivator PGC-1alpha to enhance fatty acid metabolism[J]. NPJ Aging JMech Dis, 2016, 2: 16008.

是一种脂肪细胞来源的细胞因子，可以降低 FFA 水平，高浓度 FFA 水平可抑制胰岛素敏感性。小 LDL 颗粒在血管壁中滞留增加使活性氧更易改变其表面物质，其浓度随着胰岛素抵抗严重程度和代谢危险因素数量的增加而逐步增加。早期一项评估富氢水对人类糖尿病和胰岛素抵抗的研究显示，富氢水升高脂联素水平，降低小 LDL 颗粒，降低修饰型低密度脂蛋白，从而调控糖尿病患者高血脂、高血糖水平以及炎症反应[1]。

五、动脉粥样硬化的创新治疗

血脂异常是动脉粥样硬化心血管疾病众所周知的危险因素。动脉粥样硬化的治疗靶点研究，大多集中在降低 LDL-C 上，近年来，非 HDL-C、ApoB、LDL 颗粒逐渐成为降脂新靶点。有研究表明用富氢水干预高脂饮食喂养 Ld1r-/- 小鼠诱导的动脉粥样硬化，可降低高脂饮食诱导的主动脉细胞衰老，减少 Ld1r-/- 小鼠主动脉内膜的巨噬细胞浸润[2]。富氢盐水腹腔注射高脂饲料喂养的大鼠 4 周，可显著减少 LDL-C、载脂蛋白 B（ApoB）和载脂蛋白 E（ApoE）水平，不改变 HDL-C 水平。用高低不同浓度富氢盐水处理 ApoE-/- 小鼠 8 周，可显著降低非 HDL-C 和总胆固醇的表达，下调 ApoE-/- 小鼠血浆和肝脏中的 ApoB 水平，减少体内非 HDL-C 的氧化和非 HDL-C 介导的体外炎症，使 ApoE-/- 小鼠胆固醇外流增加，进而改善了高脂饲料喂养的 ApoE-/- 小鼠动脉粥样硬化病变的形成；富氢水降脂机制可能通过抑制 ApoB 的表达来发挥其作用。胆固醇逆转运（RCT）途径是通过积累胆固醇从血管壁运输到肝脏进行排泄，进而预防动脉粥样硬化，H_2 可刺激参与 RCT 过程的转运蛋白，诱导肝脏细胞和巨噬细胞 SR-BI、ABCG8、ABCB4、ABCB11 的表达，促进胆固醇外流。

一项探究富氢水对潜在代谢综合征患者的 HDL 颗粒的功能特征影响的临床试验报告显示，富氢水在不改变 HDL-C 水平的情况下，改善血脂异常损伤的 HDL 功能：①可以通过降低 HDL3 中 MDA 的含量抑制 HDL 颗粒氧化；②可以改善 HDL 的抗氧化功能这一生物学效应，改善对 LDL 颗粒氧化的保

① KAJIYAMA S, HASEGAWA G, ASANO M, et al.Supplementation of hydrogen-rich water improves lipid and glucose metabolism in patients with type 2 diabetes or impaired glucose tolerance[J]. Nutr Res, 2008, 28: 137-143.

② SONG G, TIAN H, QIN S, et al.Hydrogen decreases athero-susceptibility in apolipoprotein B-containing lipoproteins and aorta of apolipoprotein E knockout mice[J]. Atherosclerosis, 2012, 221: 55-65.

护作用；③可改善 HDL 颗粒从负载胆固醇的巨噬细胞外流能力，可通过体外 ABCA1 途径增加胆固醇流出，降低了 HDL3 颗粒中的磷脂含量；④可改善 HDL 抗凋亡能力，抑制 TNF-α 诱导的内皮细胞死亡。2015 年的一项研究显示，富氢水（HRW）对高胆固醇血症患者血浆脂蛋白含量、组成、生物活性影响也得到类似结果。此外，还观察到富氢水增加血清前 β-HDL 水平，通过体外 ABCA1 增加胆固醇流出，改善了 HDL3 颗粒的抗氧化、抗凋亡、抗炎作用 ①。

第五节　基于互联网的慢性病辅助诊疗系统设计

一、基于互联网的慢性病辅助诊疗系统设计思路

慢性病辅助诊疗系统是以慢性病患者为主要服务对象，结合移动互联网技术，给患者提供一个人体生理数据监测、数据管理、信息查询、药物治疗、运动治疗、饮食治疗、在线咨询、危险提醒、健康教育等功能的医疗解决方案。由于慢性病种类较多，不同慢性病的生理数据的检测方法和参数标准也大不相同，本节主要针对糖尿病及高血压两种慢性病进行研究。

二、系统总体架构设计

（一）系统硬件架构设计

在需求分析和系统研究的基础上，对系统进行整体架构设计。基于移动互联网的辅助诊疗系统要实现慢性病患者和大型医院以及社区医院之间的诊疗服务。其中涉及两个客户端平台，包括患者使用安装有辅助诊疗应用的手持设备，通过 GPRS 或者是 Wi-Fi 方式连接入互联网将信息传输给服务器，同时收到发回的诊断报告信息。医生登录 PC 端应用软件后，可以从服务器读取患者信息，也可以发送针对性的诊断建议。系统的硬件设计应考虑到不同角色的功能要求。

合理的硬件架构是系统良好运行的基础。在考虑系统硬件配置时，可结合

---

① SONG G, LIN Q, ZHAO H, et al.Hydrogen activates ATP-binding cassette transporter Al-dependent efflux exvivo and improves high-density lipoprotein function in patients with hypercholesterolemia: A double-blinded, randomized, and placebo-controlled trial[J]. J Clin Endocrinol Metab, 2015, 100: 2724-2733.

经济性和实用性两方面来购买。在选择服务器时应该尽量选择性能较高、安全性较好的产品。在资金充足的前提下可以考虑备用数据服务器，这样在主服务器发生故障时可以启用备用服务器以保障系统的正常运行。在主服务器恢复数据时也可以提供安全数据。资金紧张的情况下可以去掉这一设备，在主服务器上设置冗余磁盘空间，一旦数据污染，冗余磁盘的数据可以保障安全性。图9-1显示了基于移动互联网的慢性病辅助诊疗系统网络结构。

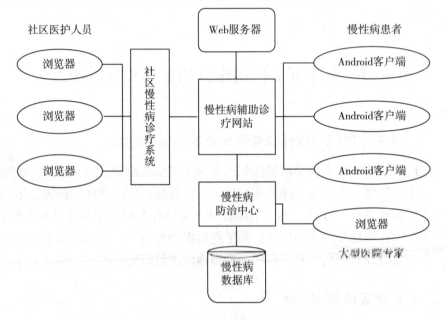

图 9-1　系统逻辑结构示意

（二）系统软件架构设计

在功能需求明确和硬件架构的基础上设计慢性病辅助诊疗系统的软件架构，本系统由患者的移动客户端、移动互联网、服务器、PC 端软件、慢性病数据库组成。

1.智能手机系统选择

智能手机不仅具有传统手机的电话、短信功能，还具有连入互联网、多媒体、个人信息管理、任务安排的功能。智能手机需要一个开放性的操作系统，在这个系统平台上可以由用户自由选择安装应用软件，使智能手机功能最大化。智能手机的操作系统决定了能运行在其上的应用软件。塞班系统（Symbian 系统）作为最早且应用广泛的智能手机系统，支持第三方开发的应用软件，并且支持用户定制界面等功能。Symbian 曾经占据智能手机系统市场份额的 47%，但随着技术的进步，苹果的 iOS 和谷歌的 Android 逐步取代了 Symbian 的地位。苹果 iOS 使得智能手机操作系统被大众所熟知，iOS 操作系统独特之处在于构建了一个完善的第三方软件生态，促进了移动端软件的开发热潮。相比于苹果的 iOS 系统，谷歌推出的 Android 选择免费授权给第三方应用开发，并且设备商能够在系统层面进行修改定制专属的 Android 系统。在对比了不同的手机操作系统之后，本文选择市场化高且开源免费的 Android 系统作为开发平台。

2.Android 移动客户端设计分析

Android 是在 Linux 基础上开发的操作系统，它包括了系统、中间件、界面、应用程序四个层次，采用了堆栈方式构建，确保每一层与上下层之间独立，保证低耦合的体系结构。Android 系统的系统架构，由低至高可以分成 Linux 内核层、系统运行层、应用框架层、应用层 [①]。

（三）软件功能模块设计

在明确了系统的硬件和软件架构后，对系统进行功能模块划分。系统的功能模块总共可以分为三个大的子模块，Android 客户端模块、PC 端客户端模块和后台辅助诊疗模块。Android 客户端模块规划了慢性病患者的使用功能，PC 客户端模块主要供社区医护人员和大型医院的医生使用，两类医生的使用功能不完全相同（图 9-2）。

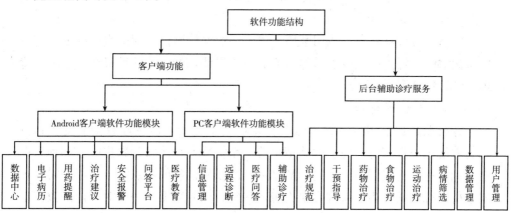

图 9-2　系统软件功能模块示意

---

① 吴想想.基于 Android 平台软件开发方法的研究与应用 [D].北京：北京邮电大学，2011：36.

三、辅助诊疗原理及流程

辅助诊疗依靠用户每日采集数据及用户的常规数据，结合医学规范进行智能化的诊疗推荐。主要流程包括数据采集、数据传输、数据预处理、数据智能处理、生成诊疗方案、诊疗方案推送。具体流程如图 9-3 所示。

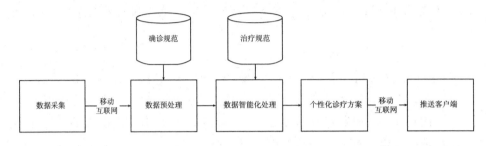

图 9-3　辅助诊疗流程

四、辅助诊疗数据处理

系统在辅助诊疗过程中需要处理的数据包括常规数据、心率、血糖、血压等。数据由客户端采集得到，通过移动互联网传输给服务器。其中血糖和血压数据在服务器端进行智能化处理后根据规范自动生成治疗方案并推送回客户端。

（一）数据获取

根据患者自身需求，使用家用人体生理数据检测仪监测空腹血糖浓度、餐后血糖浓度、舒张压、收缩压的数值。为了保证辅助诊疗的准确性，应长久持续监测、每日测量。

（二）数据预处理

客户端数据上传后，客户端会自动绘制患者的人体生理数据的变化趋势图，方便用户直观清晰地了解病情走势。系统后台在接收到数据时会和预先设定的标准进行比较得出用户的诊断结果。由于慢性病的患病特点，用户需要长期坚持进行数据监测。系统会根据患者的每日监测数据和一段时期内的数据趋势进行分析，实现对患者的筛选及病情判断。

针对高血压患者系统会自动进行病情分类，根据数据判断用户是否患有高血压、患病用户的病情阶段。系统收集到患者数据后首先会与高血压诊断标准表进行筛选匹配，得到确诊结果再和往期的诊断结果做出比较，当最新诊断的病情程度高于原先时会立刻给用户发送危险警报，告知用户去医院进行进一步检查。如果最新的判断结果低于原先的标准时会产生标注。当 1 周内 3 次测量的结果都出现异常时，系统根据异常数据自动更新患者病情级别。数据自动处理流程如图9-4所示。

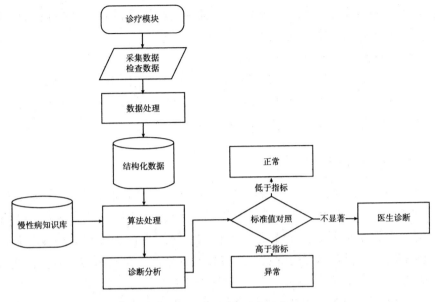

图9-4　系统智能诊断流程

（三）数据自动处理

经过程序预处理之后，可以得到患者是否患病、患病程度等病情信息。患者确诊之后，系统根据算法自动生成辅助诊疗方案，供医生和患者参考。

五、智能诊断

系统将参照治疗规范结合数据分析制定预诊断结果。针对不同的慢性病种类，诊疗规范也分多个标准。在设计慢性病辅助诊疗系统时，首先由专家讨论，决定对某个病种的具体治疗规范。将标准内容存储到数据库作为参考。同时开发者将参考数据转化为标准的配置文档放在服务器端。当有数据需要处理时，即可调用这些配置文档读取具体的诊疗指标数据来进行判断。

（一）药物治疗方案推荐

药物治疗方案根据用户采集数据和治疗规范产生。具体的指导标准存储在数据库中。当系统后台获取到用户数据之后通过智能化的数据处理程序得到实时病情。治疗药物方案可以通过只读的配置文件进行获取。在 Android 中，可以在 res 文件夹中创建一个通用的药物治疗方案的数据库文件 drug.xml。当系统处理得到患者病情标准后，客户端通过 getResource 方法获取配置文件的对象。通过解析获取到具体的药物治疗方案内容。例如，针对高血糖和高血压，有相关的治疗规范标准，血糖及血压数据经过后台程序处理后与标准匹配，如高血压测量数据为 173/99mmHg 时，系统通过筛选程序判定为中度高血压患者，并查询对应的中度高血压治疗方案。

（二）食疗及运动治疗方案推荐

系统会自动给用户推荐食疗及运动治疗建议。在用户上传监测数据之后系统自动匹配出对应的推荐方案。移动客户端通过 PULL 方式接续对接 XML 配置文件，将推荐方案写入 meal.xml 和 sport.xml 中。

六、总结与展望

随着移动互联网的发展，通过电子设备从云端获取服务将越来越便利。4G/5G 网络的普及，电子产品功能生活化，移动互联网技术和慢性病防治相结合辅助诊疗技术将开启医疗服务的新模式。家用人体生理数据检测设备向便携、微型化、低能耗的方向发展。这些技术发展都为家庭环境中的慢性病自我健康管理奠定了基础。

在分析了我国目前的慢性病防治形势，调研了慢性病患者及医护人员的需求后，提出了基于移动互联网的慢性辅助诊疗系统。系统采用客户端/服务器模式，主要分为患者使用的移动客户端、医护人员使用的 PC 客户端、后台服务器、慢性病数据库。采用 Android 作为移动客户端平台。PC 客户端使用 MVC 模式开发，逻辑清晰，方便后续系统代码维护。

通过测试表明，基于移动互联网的慢性病辅助诊疗系统能够基本满足患者及医护人员的预期需求。但是受限于技术以及时间限制等原因，系统还有待优化完善：第一，系统只实现了患者和医生的在线交流，可以增加同社区病友之间的交流互动。建立一个基于社区的慢性病社交论坛，患者可以在移动客户端自由发帖，增加系统趣味性和患者治疗积极性。第二，系统移动客户端软件搭建在 Android 手机上，考虑可否在更微小、便携的设备中使用移动客户端的功能。目前市场上已经有使用 Android 系统的手环、手表产品。系统可否直接移植到可穿戴设备。第三，随着用户数量的增加，数据也将逐渐积累。慢性病患者的生理数据对于慢性病研究有着非常重要的作用。如何将这些数据分类、评估、深度挖掘，从而辅助临床医学的发展仍然有待研究。随着互联网市场的快速发展，慢性病患者需求的不断增加，慢性病辅助诊疗技术正成为热门研究方向，系统在很大程度上缓解了医疗资源分配不均的问题。随着技术进步和医疗发展，辅助诊疗技术将更加合理、完善，更有效地辅助我国慢性病防治工作。

参考文献

著作类：

[1] 王德隆，黄宝童，江丽丽 . 常见慢性病预防与控制 [M]. 石家庄：河北科学技术出版社 ,2014.

[2] 杨素萍 . 常见慢性病预防与控制 [M]. 兰州：甘肃科学技术出版社 ,2013.

[3] 刘国莲 . 社区常见慢性病预防与管理指南 [M]. 银川：宁夏人民出版社 ,2015.

[4] 夏保京，王少清 . 慢性病管理学 [M]. 上海：第二军医大学出版社 ,2014.

[5] 孙建琴，张美芳 . 社区老年营养与慢性病管理 [M]. 上海：上海科学技术出版社 ,2019.

[6] 王发渭，郝爱真 . 疑难病症效验良方 [M]. 郑州：河南科学技术出版社 ,2019.

[7] 王健，刘庆敏 . 慢性病防治现代知识问答 [M]. 赤峰：内蒙古科学技术出版社 ,2000.

[8] 孙辉 . 预防医学 [M].2 版 . 南京：东南大学出版社 ,2017.

[9] 张会明，璋轶 . 糖尿病药物治疗与调养 [M].2 版 . 郑州：河南科学技术出版社 ,2017.

[10] 许建中，吴银 . 中西医结合哮喘病学 [M]. 北京：人民卫生出版社 ,2001.

[11] 黄英丽 . 实用护理操作技能与应用 [M]. 长春：吉林科学技术出版社 ,2019.

[12] 崔丽英 . 中华医学百科全书：神经病学 [M]. 北京：中国协和医科大学出版社 ,2019.

[13] 王英 . 临床常见疾病护理技术与应用 [M]. 长春：吉林科学技术出版社 ,2019.

[14] 周运峰，杨建宁 . 中医治未病养生有道全图解：刮痧 [M]. 郑州：河南科学技术出版社 ,2019.

[15] 李敏编 . 图解秘方大全 [M]. 北京：中医古籍出版社 ,2018.

[16] 刘红旗，尤蔚 . 三叉神经痛 [M]. 北京：中国医药科技出版社 ,2016.

[17] 程爵棠，程功文 . 单方验方治百病 [M].5 版 . 北京：北京名医世纪文化传媒有限公司 ,2018.

[18] 健康生活图书编委会 . 女性健康大百科 [M]. 长春：吉林科学技术出版社 ,2012.

[19] 陈甲荣 . 祖传祛病老偏方 [M]. 太原：山西科学技术出版社 ,2018.

[20] 文树根 . 老年营养与护理 [M]. 北京：华龄出版社 ,1991.

[21] 赵建国 . 现代心血管疾病诊疗学 [M]. 北京：科学技术文献出版社 ,2018.

[22] 马时荣，严蕊琳，董来华，等 . 病理学 [M]. 杭州：浙江科学技术出版社 ,2004.

[23] 李大魁,刘德培.中华医学百科全书:临床药学 [M].北京:中国协和医科大学出版社,2018.

[24] 姜铁超.急危重症诊疗实践 [M].长春:吉林科学技术出版社,2019.

[25] 李玲娜,丛洪良.冠心病社区护理与自我管理 [M].北京:人民军医出版社,2009.

[26] 王玉玲,孙春梅.老年人护理与保健指导 [M].青岛:青岛出版社,2002.

[27] 孙晓.全科医生话健康 [M].沈阳:辽宁科学技术出版社,2015.

[28] 徐宜厚.徐宜厚皮肤科文集 (下册)[M].北京:中国中医药出版社,2019.

[29] 蔡民坤.临症中医视角 [M].郑州:河南科学技术出版社,2012.

[30] 金香淑.胃肠病防治与养生 [M].延吉:延边大学出版社,2010.

[31] 李桂兰,王娟.中医适宜技术操作入门丛书:图解耳针疗法 [M].北京:中国医药科技出版社,2018.

[32] 邹兴斌,于景龙,程坤鹏.骨质增生症的诊断与治疗 [M].长春:吉林科学技术出版社,2019.

[33] 沈钦荣,张居适.骨伤必读丛书:颈腰椎病必读 [M].北京:中国中医药出版社,2015.

[34] 李小红,樊海英,韦森副.常见运动系统伤病护理 [M].成都:四川科学技术出版社,2018.

[35] 徐亚凡,李兰慧.家庭应急必备手册 [M].哈尔滨:黑龙江科学技术出版社,2006.

[36] 任蔚虹,王惠琴.临床骨科护理学 [M].北京:中国医药科技出版社,2007.

[37] 周作新,李洪珊.鼻炎与鼻窦炎用药与调养 [M].北京:金盾出版社,2011.

[38] 魏璐璐.耳鼻喉科疾病诊治学 [M].长春:吉林科学技术出版社,2019.

[39] 袁长蓉,王志红.家庭护理万宝全书 [M].上海:文汇出版社,2000.

[40] 刘永杰.一眼识病 一招救命 一术养病 [M].北京:中医古籍出版社,2016.

论文类:

[1] 胡慧君.基于中医传承辅助平台的刘莉教授治疗慢性心力衰竭的用药经验分析 [D].黑龙江:黑龙江中医药大学,2020.

[2] 曾维轲.补泻刮痧法对肝阳上亢型原发性高血压病患者的护理效果观察 [D].长沙:湖南中医药大学,2020.

[3] 乔秋婷.面向高血压的慢性病管理辅助决策系统的研究 [D].成都:电子科技大学,2017.

[4] 郑真慧.老年慢性病延续护理云平台模块内容的构建 [D].南昌:南昌大学,2016.

[5] 何金波.宣肺通腑法治疗哮喘—慢阻肺重叠综合征的临床研究 [D]. 成都:成都中医药大学,2016.

期刊类:

[1] 吴慧娟.双歧杆菌四联活菌片辅治抗生素相关性小儿腹泻的临床疗效及对患儿免疫功能的影响 [J]. 临床合理用药杂志,2021,14(19):143–145.

[2] 郑春霞,周娟,高思静,等.互联网平台管理对提升老年慢性病患者自我管理水平的影响 [J]. 护理实践与研究,2021,18(12):1806–1808.

[3] 杨建国.高血压健康教育在社区慢性病防治中的应用探讨 [J]. 养生大世界,2021(2):126–127.

[4] 刘国栋,王桦,汪琦,等.四大类主要慢性病流行现状与应对策略 [J]. 中国社会医学杂志,2017,34(1):53–56.

[5] 吕兰婷,邓思兰.我国慢性病管理现状、问题及发展建议 [J]. 中国卫生政策研究,2016,9(7):1–7.

[6] 刘华章,孙敏英,梁会营.前沿检测技术在慢性病防控中的应用 [J]. 华南预防医学,2014,40(5):450–453.

[7] 万达信息股份有限公司.上海区域卫生信息化实践经验 [J]. 中国信息界 (e 医疗),2014(3):40–41.

[8] 闫翠英,刘让乡.拟古鼻疗法创新天然中药治疗乙肝及早中期肝硬化的疗效机理初探 [J]. 亚太传统医药,2005(2):174–175.